Claudia Granig

FACE YOGA

SANFTE ÜBUNGEN MIT GROSSER WIRKUNG

Mit QR-Code zu Übungsvideos

IRISIANA

Inhalt

Prolog

Täglich begegnest du verschiedensten Menschen, fast immer siehst du dabei zuerst ihr Gesicht. Innerhalb von Sekundenbruchteilen erkennst du, ob jemand müde oder krank aussieht. Du spürst, ob diese Person gut gelaunt, zornig, wütend oder in Gedanken versunken ist. Denn unser Gesicht ist eine lebendige Landkarte, Ausdruck unseres Seins, Spiegel unserer Gefühle. Und trotzdem, wenn wir uns selbst im Spiegel betrachten, nehmen wir meist nur die Oberfläche wahr. Wir kritisieren unsere zunehmenden Falten, die dunklen Ringe unter den Augen oder wünschen uns eine straffere Haut. Wir cremen diese Oberfläche ein und bleiben dabei genau das: oberflächlich.

Doch dein Gesicht ist nicht nur in seinen Strukturen mit dem Rest deines Körpers verbunden. Es zeigt darüber hinaus, wie du gelebt hast, im Moment lebst und welche Emotionen, Haltung und Erlebnisse dich geprägt haben. Mit dieser Geschichte verändert es sich immer weiter: nicht nur aufgrund des Alterungsprozesses, sondern durch das, was du dir und deinem Gesicht täglich zuteilwerden lässt.

Gesichtsyoga schlägt eine Brücke zwischen deinem Inneren und deinem Äußeren: zwischen deinen Emotionen und den anatomischen Strukturen deines Gesichts wie der Muskulatur, dem Lymphsystem und deinem Unterhautfettgewebe. Es lässt dich spüren, wo du zu sehr festhältst und in Zukunft loslassen darfst: im Bereich deiner Zornesfalte, deiner Stirn, deines Kiefers. Gesichtsyoga ist keine Selbstoptimierungs-, sondern Selbstliebepraxis, mit der du deinem Gesicht die Aufmerksamkeit schenkst, die es verdient.

Selbstliebe und natürliche Verjüngung

Dieses Buch ist eine Einladung an dich, dein Gesicht voller Neugier neu zu erleben, es vielleicht zum ersten Mal bewusst wahrzunehmen, statt dem Drang zu folgen, es optimieren zu müssen. Möglicherweise siehst du dich auf einmal ganz anders – nicht weil dein Gesicht sich äußerlich verändert hat, sondern weil du dich anders fühlst. Und das Schöne daran ist, alle tiefgreifenden Wirkungen des Gesichtsyoga werden dir außerdem das schenken, wonach du dich wahrscheinlich auch sehnst: weniger Falten, glattere Haut, sichtbare Konturen, einen wacheren Blick und ein strafferes Gesicht. Im Gegensatz zu invasiven Methoden, die dein Gesicht verändern wollen, vereint Gesichtsyoga zwei Aspekte – Selbstliebe und natürliche Verjüngung.

Was, wenn ich dir sagen würde, dass du mitbestimmen kannst, wie du alterst? Dass es eine Methode gibt, mit der du selbstbewusst und strahlend durch den Alterungsprozess gehen kannst? Was, wenn du dafür nichts weiter brauchst als deine Hände, um dich mit dir und deinem Gesicht wohlzufühlen? Und wenn du erleben könntest, wie du nur mit der Kraft deiner Hände in 15 bis 20 Minuten täglich dein Gesicht verjüngen und straffen kannst, ohne Botox oder Filler?

Face Yoga ist nicht nur die natürlichste Verjüngungsmethode der Welt. Gesichtsyoga ist ein Weg, sich schöner, innerlich stark und vor allem selbstbestimmter zu fühlen, indem du deinen Alterungsprozess bewusst gestaltest. Viele Frauen fühlen sich diesem Prozess ob ihrer zunehmenden Falten und des Verlusts der Gesichtsform machtlos und ausgeliefert. Sie haben das Gefühl, nicht mehr sie selbst zu sein und dass ihr Inneres nicht mehr zu ihrem Äußeren passt. In vielen Fällen erscheinen Botox, Filler, Face Lifts und andere invasive Methoden, die darauf abzielen, das Gesicht zu verändern, als der einzige Ausweg aus dieser belastenden Situation. Nebenwirkungen, hohe Kosten und der Verlust der eigenen, natürlichen Züge können dazu führen, dass man sich immer wieder neuen Behandlungen unterzieht. In der Hoffnung, das Altern zu stoppen, entsteht so ein Kreislauf, in dem der Wunsch nach Jugend ständig weitere Eingriffe bedingt. Der Konflikt ist nicht zuletzt, dass wir älter werden wollen, aber ansehen soll uns das niemand.

Altern ist nicht das Problem

Hinzu kommt, dass wir in einer Welt leben, in der versucht wird, den natürlichen Alterungsprozess schon in jungen Jahren aufzuhalten. Bereits mit Anfang zwanzig beginnen Frauen präventiv mit Behandlungen, um Falten gar nicht erst entstehen zu lassen. Wir rennen einem Schönheitsideal nach, geprägt von bearbeiteten Bildern auf Social Media, das wir mit unserem natürlichen Gesicht nicht erreichen können. Injektionen gelten als normale und harmlose Maßnahme und sind niedrigschwellig zu bekommen. Schön und jung – am besten für immer, so wird uns dieses Konzept verkauft.

Während wir ganz selbstverständlich unseren Körper bewegen und kräftigen, um fit und gesund zu bleiben, genügt uns für das Gesicht eine Creme, die es liften und Falten glätten soll. Meistens sind wir dann enttäuscht, wenn diese Wirkung nicht eintritt. Was wir bei all diesen Bemühungen vergessen, ist, dass

Altern kein Makel ist. Der Alterungsprozess lässt uns nicht weniger wertvoll für die Gesellschaft werden und Falten sorgen nicht dafür, dass wir unsere Attraktivität einbüßen. Altern ist ein natürlicher, biologischer Prozess – ein Privileg. Wenn wir Falten bekommen, haben wir nicht versagt oder uns gehen lassen. Falten zeugen von Lebendigkeit, aber auch von Anspannung. Sie zeigen uns, was unter der Oberfläche verborgen liegt. Vor allem Falten, die durch positive Emotionen wie Lachen entstehen, sind Ausdruck von authentischer, echter Mimik.

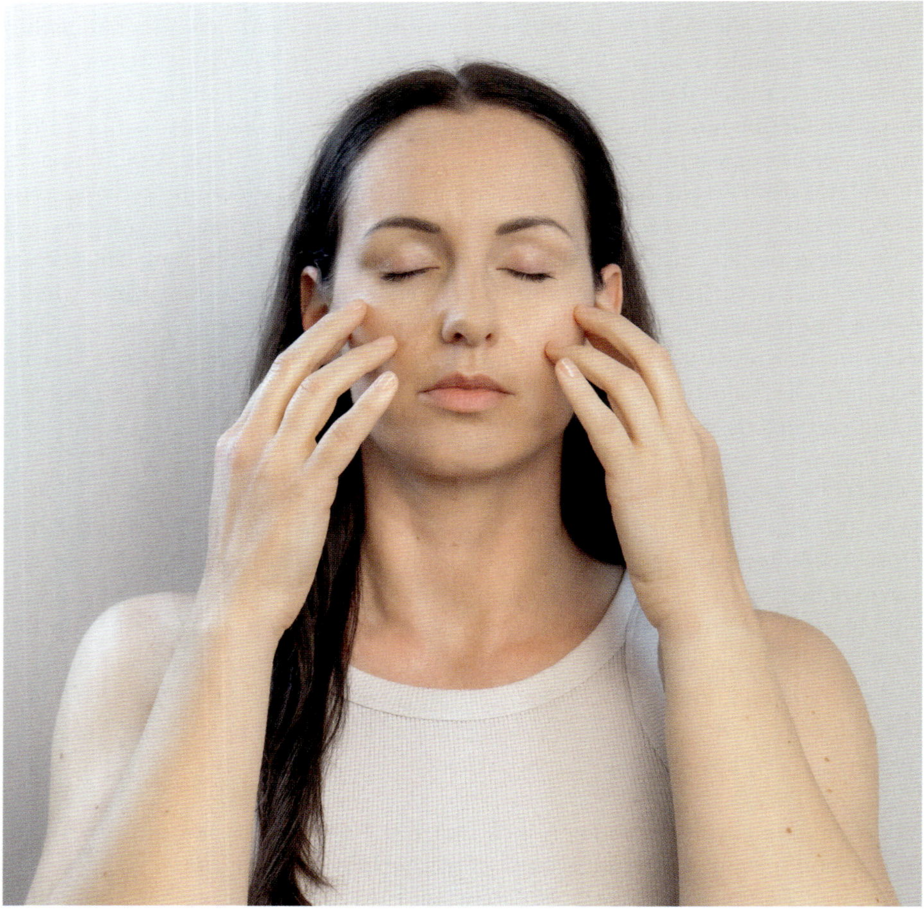

Gesichtspflegeritual

Gesichtsyoga versteht das Altern nicht als Problem. Altern ist wunderbar, und Gesichtsyoga zeigt dir einen verbindenden Weg, wie du diesem Prozess sanft und ganzheitlich begegnen kannst. Mit all seinen positiven Wirkungen wie der Reduktion von Falten und der Rückkehr von Frische und Vitalität in dein Gesicht. Aber nicht als Ultima Ratio, um den Alterungsprozess aufzuhalten.

Wenn wir also am Rest des Körpers mit der Muskulatur arbeiten können, wieso sollten wir nicht auch im Gesicht gezielt Muskeln kräftigen, die sich über die Jahre schlafend gestellt haben? Wieso nicht die Muskeln dehnen und entspannen, die aufgrund unserer aktiven und wichtigen Mimik jeden Tag Höchstleistungen vollbringen und daher oft verkürzen? Genau diese Spannungen in der Muskulatur und die zunehmende Unbeweglichkeit des Bindegewebes werden als Falten sichtbar und lassen das Gesicht seine jugendliche Form verlieren. Deswegen wirken auch Cremes nicht: Falten und andere Zeichen des Alterns entstehen in vielen Fällen in der Muskulatur, im Bindegewebe und im Unterhautfettgewebe; also im Gewebe, das unter der Haut liegt. Die Gesichtshaut als oberste Schicht zeigt diese inneren Vorgänge nach außen.

Der Aufbau der Gesichtsmuskulatur und der umgebenden Partien ist komplex: Am Hals, im Nacken und im Gesicht befinden sich unglaubliche 57 Muskeln, die ebenso wie die im Rest des Körpers gekräftigt, gedehnt und entspannt werden können. Mit dem Effekt, dass sich Zornesfalten und Stirnfalten glätten, Krähenfüße und Schlupflider reduzieren und ein Doppelkinn gestrafft wird. Außerdem werden die Lippen voller, Asymmetrien im Gesicht gemildert und das Gesicht erhält eine jugendlichere Form. Die Haut wird reiner und ebenmäßiger und aufgrund der erhöhten Durchblutung klingen Augenringe und Schwellungen ab.

Face Yoga reduziert nicht nur Falten

Die Gründe, mit Gesichtsyoga zu beginnen, sind meist diese:

- Falten reduzieren
- Gesichtskonturen anheben
- Haut straffen

Die Effekte, die über diese rein ästhetischen Gründe hinausgehen, wie beispielsweise Stressreduzierung und Entspannung, sind jedoch mindestens genauso wertvoll. Face Yoga kann sogar das Gewicht reduzieren, aufgrund der Wirkung auf das Lymphsystem können Wassereinlagerungen verschwinden. Darüber hinaus kann Face Yoga auch das Hormonsystem beeinflussen: Die stressreduzierenden Effekte senken die Cortisolwerte im Körper ab, was wiederum die Alterung verlangsamt.

Und es passiert noch mehr: Indem wir uns so intensiv mit unserem Gesicht beschäftigen, entsteht eine innige und liebevolle Beziehung zu genau diesem. Die ausführlichen Streicheleinheiten, die wir ihm zuteilwerden lassen, sind ein Akt der Selbstliebe und Wertschätzung. Durch den entspannenden und meditativen Charakter der Gesichtsyogapraxis wird ganzheitlich Stress abgebaut, was dafür sorgt, dass wir besser schlafen, ausgeglichener sind und das Gefühl haben, etwas für uns zu tun. Denn seien wir mal ehrlich: Obwohl wir uns jeden Tag im Spiegel ansehen, endet die Fürsorge für das Gesicht meist beim Auftragen der Creme oder des Make-ups.

Gesichtsyoga sorgt dafür, dass sich das Gefühl für dein Gesicht verändert. Es entsteht Offenheit in Bereichen, die meistens voller Spannung stecken, wie die Kaumuskulatur und der Bereich um die Augenbrauen. Die Entspannung, die sich nach den Face-Yoga-Übungen in deinem Gesicht ausbreitet, ist ein echter Aha-Moment. Zu spüren, wie sich eine entspannte Stirn anfühlen kann, war für mich auf jeden Fall eine Offenbarung. Gesichtsyoga ist also nicht nur ein Akt der uneingeschränkten Selbstliebe, sondern auch ein rebellisches Statement gegen die Versprechungen der Kosmetik- sowie der invasiven Schönheitsindustrie, die uns einreden, dass wir für immer jung aussehen müssen.

Der Grund, warum es dieses Buch gibt – meine Mission

Ich bin Expertin für die natürlichsten Verjüngungsmethoden der Welt: Gesichtsyoga, Gua-Sha-Massage, Schröpfen und Beautytaping. Außerdem bin ich die Gründerin des Online-Gesichtsyogastudios Bare Skin Face Yoga. Hier habe ich in den letzten Jahren Tausenden Frauen geholfen, nicht nur Falten zu reduzieren und das Gesicht zu straffen, sondern dass sie dem Altern selbstbewusst, voller Kraft und Energie begegnen.

Meine erste große (berufliche) Liebe ist die Kunst, so wurde ich Kunsthistorikerin. Zusätzlich studierte ich Sportwissenschaften, denn mein Interesse galt auch schon immer dem menschlichen Körper. Zum Gesichtsyoga bin ich gekommen, weil ich auf einem Foto meine tiefer werdende Zornesfalte entdeckte. Ich sah verkniffen aus, obwohl ich mich nicht so fühlte, und hatte fest vor, mir Botox spritzen zu lassen. Als mich dann eine Freundin auf Gesichtsyoga auf-

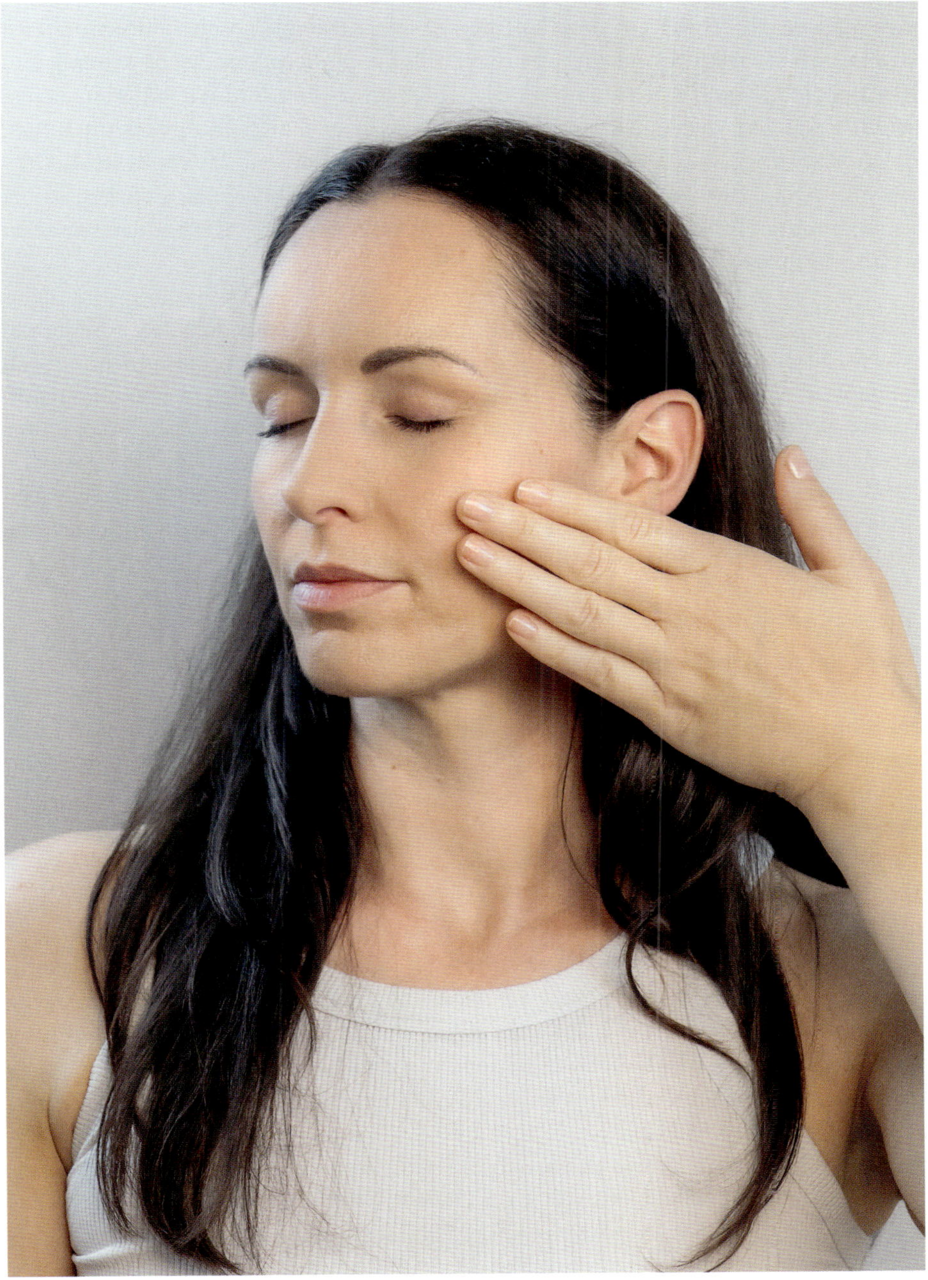

Auszeiten im Alltag

merksam machte, war es Liebe auf den ersten Handgriff. Ich fühlte mich auf einmal selbstwirksam und die positiven Effekte stellten sich recht schnell ein. Als uns die Covid-19-Pandemie in den Rückzug zwang und ich selbst in Kurzarbeit geschickt wurde, spürte ich, dass der richtige Zeitpunkt gekommen war, die Ausbildung zur Gesichtsyogatrainerin zu absolvieren. Meine erste Lehrerin und Mentorin war Danielle Collins, die seit über zwei Jahrzehnten Yoga, Entspannung und Gesichtsyoga unterrichtet und mit ihrer Methode inzwischen weltberühmt geworden ist.

Damals, 2020, noch nicht ahnend, was einmal aus dieser Leidenschaft entstehen würde, begann ich die Ausbildung eher aus privatem Interesse und ohne den Gedanken an eine spätere Selbstständigkeit. Zurück in meinem damaligen Job spürte ich erst diffus, dann immer stärker, dass es inzwischen diesen stets lauter werdenden Ruf in mir gab, der mich zum Gesichtsyoga zog. Die ersten zaghaften Versuche auf Instagram, die erste Kooperation, die ersten Online-Klassen über Zoom: Auf einmal war da eine Möglichkeit, mich persönlich weiterzuentwickeln, wo ich vorher das Gefühl hatte zu stagnieren.

Jedes Gesicht ist schön

Nach einem Beinah-Burnout wusste ich es dann sehr sicher: Ich werde es wagen und mich mit Gesichtsyoga selbstständig machen. Und das mit einer klaren Mission: Frauen dabei zu helfen, sich in ihrer Haut wohlzufühlen. Ich möchte sie unterstützen zu erkennen, dass jedes Gesicht in seiner Einzigartigkeit schön ist und es manchmal nur ein bisschen Unterstützung benötigt, diese Schönheit herauszukitzeln.

Inzwischen bin ich mehrfach zertifiziert in den Methoden, die ich vor allem online unterrichte, und bilde auch Face-Yoga-Expertinnen aus. Aus meiner jahrelangen Erfahrung und der zunehmenden Sichtbarkeit und Verharmlosung invasiver Eingriffe in den sozialen Medien hat sich über die Jahre eine starke Motivation entwickelt. Was anfangs reine Faszination und Selbstanwendung war, ist heute eine persönliche Überzeugung und Haltung: Gesichtsyoga sollte in einem Atemzug mit allen invasiven Methoden genannt werden, da es absolut gleichberechtigt neben Botox, Fillern und Co. existiert. Nicht, weil es dieselbe Wirkung hat. Denn um ganz ehrlich zu sein: Wenn du ein Gesicht möchtest, dass mit siebzig aussieht, als wärst du vierzig, dann ist Gesichtsyoga nicht der richtige Weg für dich. Aber wenn du eine energiegeladene und deswegen jüngere Ausstrahlung anstrebst und dich in deiner Haut buchstäblich wohlfühlen möchtest, dann ist Face Yoga genau das Richtige für dich.

Selbstbestimmung als Ziel

Auch wenn Ärzt:innen und vor allem Dermatolog:innen bisher nur zaghaft, manchmal ablehnend auf Gesichtsyoga und dessen Wirkung reagieren, so wird es in naher Zukunft so sein, dass noch weitere Studien seine Effekte belegen werden. Wie bereits erwähnt: So wie Sport den Körper formt, wirkt Kräftigung, Entspannung und Bewegung auch im Gesicht.

Mit diesem Buch möchte ich so vielen Frauen wie möglich erzählen, was mit Gesichtsyoga möglich ist. Ich schreibe dabei für Frauen jeden Alters. Für Frauen, die sich wünschen, jünger auszusehen, für Frauen, die sich manchmal ohnmächtig und machtlos fühlen, wenn sie auf ihr Gesicht und ihre Falten schauen. Für Frauen, die selbstbestimmt und voller innerer und äußerer Stärke altern wollen, und für solche, die nicht der Konformität von Gesichtern entsprechen möchten, die Schönheitseingriffe hervorbringen.

Mehr als ein Ratgeber – so nutzt du dieses Buch

Ganz sicher fragst du dich: Wo soll ich anfangen? Muss ich das Buch von Anfang bis Ende durchlesen oder kann ich sofort in den Übungsteil springen? Außerdem möchtest du wahrscheinlich wissen, was du für deine Gesichtsyogapraxis brauchst, wie viel Zeit du dafür einplanen solltest und ob du noch weitere Hilfsmittel außer deinen Händen benötigst.

Sieh diesen Ratgeber als deinen Begleiter, nicht wie ein Buch, das du einmal von vorn bis hinten durchliest und dann wieder in das Bücherregal stellst. Es ist für dich alles, was du brauchst, um dem Alterungsprozess nachhaltig und auf natürliche Weise zu begegnen. Ein Buch, das dich kontinuierlich darin erinnert, wie wertvoll du und dein Gesicht sind und dass du dich gut um beides kümmern darfst. Gleichzeitig hast du damit deine Übungsprogramme immer griffbereit.

Das Buch gliedert sich in zwei Teile, einen kurzen theoretischen und einen ausführlichen praktischen Teil. Im ersten Teil erzähle ich dir, woher Gesichtsyoga kommt und wie es auf den verschiedenen Ebenen wirkt. Du wirst tief eindringen in die faszinierenden Strukturen deines Gesichts, die aus weit mehr bestehen als nur deiner Haut. Zudem beschäftigst du dich mit den Wirkungen der Gesichtsyogapraxis und mit dem Alterungsprozess ganz allgemein und damit, wie du mit deinem Lebensstil zu einem gesunden Altern beitragen kannst.

Im zweiten Teil des Buches schaffen wir die Grundlage für deine Gesichtsyogapraxis. Du wirst lernen, wie du dich und dein Gesicht vorbereitest sowie welche Rolle Haltung, Atmung und Hautpflege spielen. Das Kapitel »Wie du Face Yoga anwendest« (ab Seite 50) enthält alle Übungen, die du brauchst, um eine wirkungsvolle und technisch sichere Praxis aufzubauen. Gegliedert ist dieses Kapitel zunächst nach den verschiedenen Gesichtsregionen, wobei wir im Bereich der Stirn beginnen und uns nach unten bis zum Hals arbeiten. Im nächsten Abschnitt fügen wir diese Übungen zu Routinen zusammen, die zwischen 3 und 30 Minuten dauern, sodass du sie nach deinen Bedürfnissen in deinen Alltag integrieren kannst. Ergänzend dazu habe ich dir im Anschluss Anwendungen wie Gesichtsmassage und Routinen gegen Beschwerden wie Kopfschmerzen und Zähneknirschen zusammengestellt. Am Schluss zeige ich dir Übungen, bei denen du ohne Hände auskommen kannst, und eine Sequenz, die dir hilft, müde Augen zu erfrischen.

Als Bonus und Ergänzung zum Buch erhältst du bei ausgewählten Übungssequenzen einen Verweis auf einen QR-Code (diesen findest du im Anhang auf Seite 171). Wenn du ihn scannst, wirst du zu einer Seite mit Videos weitergeleitet und kannst die jeweilige Sequenz mit mir zusammen üben. Auf diese Weise bekommst du zusätzliche Sicherheit für deine Praxis.

In dieser Reihenfolge gehst du vor

Zum Erlernen der Übungen solltest du nicht auf den Teil zur Vorbereitung (»Wie du eine Face-Yoga-Routine entwickelst« ab Seite 36) und die Abschnitte mit den detaillierten Tutorials (»Übungen für die verschiedenen Gesichtsregionen« ab Seite 57) verzichten. Nur so kannst du sicherstellen, dass du die Übungen korrekt anwendest. Es wäre also möglich, den theoretischen Teil zu überspringen und später zu lesen, wenn du sofort in die Umsetzung kommen und Gesichtsyoga praktizieren möchtest.

Das Wunderbare: Du brauchst nur dich und deine Hände, sodass dem Praktizieren und einem neuen Gesichtsgefühl fast nichts im Weg steht. Fast bedeutet, dass du vermutlich ein paar Stolpersteinen begegnen wirst, die es dir schwer machen wollen, Gesichtsyoga in einen vollgepackten Alltag zu integrieren und die Praxis aufrechtzuerhalten. Auch hierzu findest du einige Tipps und Anregungen, damit dir das gelingen kann. Gehe also zumindest in der angegebenen Reihenfolge durch die Übungen für die verschiedenen Gesichtsregionen (ab Seite 57). In dem Teil mit den Routinen (ab Seite 89) suchst du dir die Sequenzen aus, die du an diesem Tag für dich brauchst. Wähle nach der dir zur Verfügung stehenden Zeit und dem, was du für dein Gesicht tun möchtest. Auch alle Sequenzen aus den letzten beiden Teilen (Gesichtsmassagen ab Seite 122, Spezialanwendungen ab Seite 144) kannst du nach deinen Wünschen praktizieren und mischen.

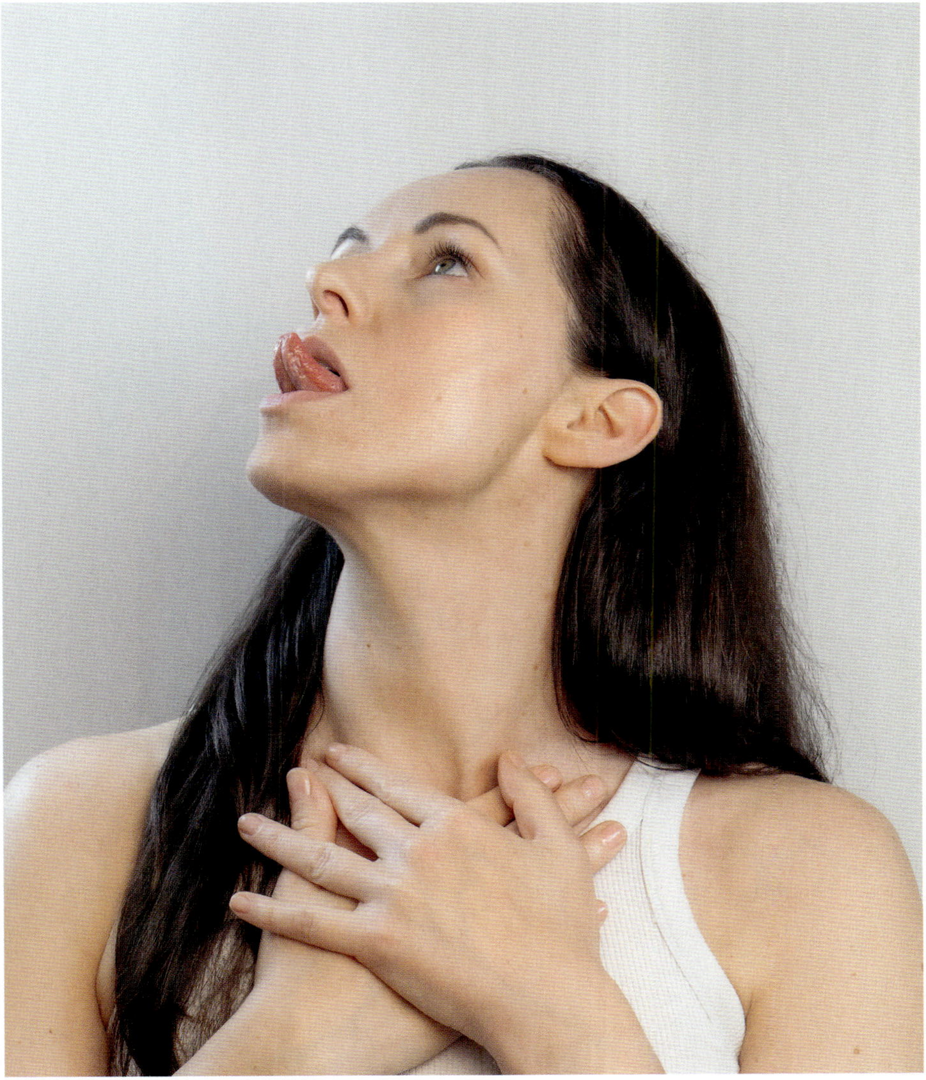

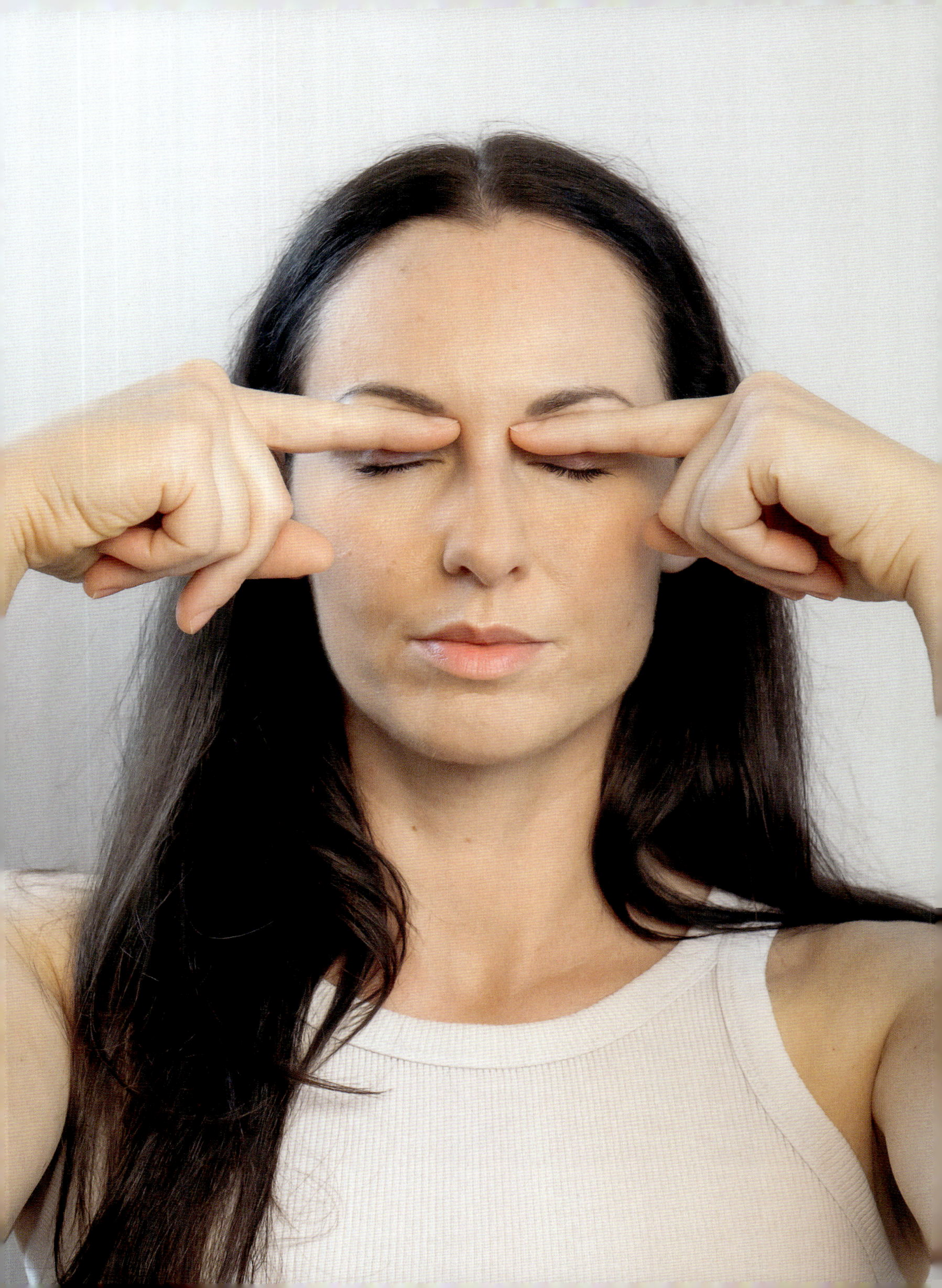

WIE UND WARUM FACE YOGA WIRKT

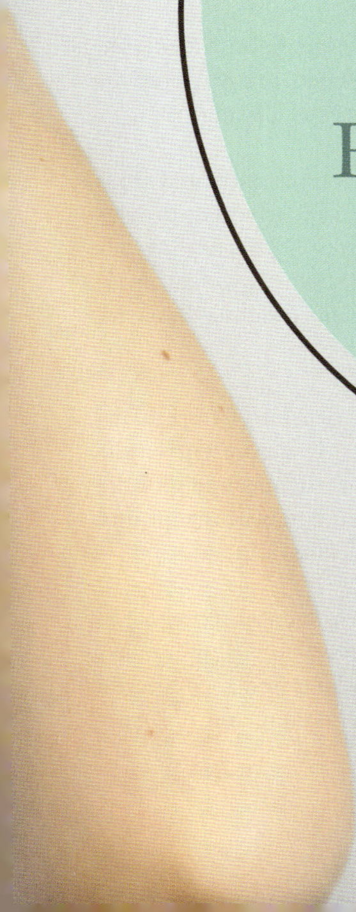

Ursprünge und Grundlagen des Face Yoga

Gesichtsyoga ist ein relativ junges Konzept und kommt gerade erst in der westlichen Welt an. Dabei liegen die Wurzeln von Techniken für das Gesicht in einer Zeit vor mehreren Tausend Jahren. Bereits in der Traditionellen Chinesischen und Traditionellen Vietnamesischen Medizin (TCM und TVM) wurden und werden Praktiken gelehrt, die darauf abzielen, das Gesicht von Spannungen zu befreien, Krankheiten zu heilen und Falten zu reduzieren. Vor allem Akupressur und Gesichtsreflexzonentherapie, Akupunktur, Gua-Sha-Massage sowie Schröpfen finden ihren Ursprung dort und sind auch heute noch fester Bestandteil dieser auf Ganzheitlichkeit ausgerichteten Systeme.

In der indischen Yogatradition steht der Mensch in seiner Ganzheit im Zentrum und daher ist das Wissen um die Wechselwirkungen zwischen Körper, Gesicht (Haut) und Emotionen, Dysbalancen und Stress dort ebenfalls Thema.

Zudem begannen bereits im frühen 20. Jahrhundert Kosmetikerinnen und Physiotherapeutinnen damit, gezielt mit Gesichtsbewegungen zu arbeiten, die darauf abzielten, das Gesicht zu verändern und zu verbessern. Hierbei lag der Fokus hauptsächlich auf der Kräftigung der Gesichtsmuskulatur sowie auf massierenden Techniken, es handelte sich also um eine Form der Gesichtsgymnastik kombiniert mit Gesichtsmassage.

Aus diesen frühen Ansätzen entwickelten Pionierinnen des Face Yoga Konzepte, die nicht nur reines Muskeltraining beinhalteten. Sie vereinten bereits Elemente wie Meditation, Entspannung, Akupressur, Gesichtsmassage und die Auswirkungen des Lebensstils auf den Alterungsprozess zu einem Konzept und entwarfen so ganzheitliche Verjüngungsprogramme für das Gesicht.

Moderne Face-Yoga-Konzepte beziehen heute zusätzlich wissenschaftliche Erkenntnisse zur Faszienstruktur des Körpers und des Gesichts sowie zu myofaszialen Systemen mit ein. Sie nutzen die aktuelle Studienlage und formulieren erweiterte Face-Yoga-Konzepte, die noch ganzheitlicher wirken und die Auswirkungen des Lebensstils stärker berücksichtigen.

Mit der zunehmenden Popularität von Face Yoga werden auch die Stimmen nach der Überprüfung der Methode lauter. Ihre Wirksamkeit wird von einzelnen Studien nachgewiesen und es ist zu erwarten, dass weitere wissenschaftliche Untersuchungen in den kommenden Jahren folgen.

Anatomische Grundlagen

Während wir nach außen nur die Hautoberfläche unseres Gesichts zeigen, sind die Strukturen unter der Oberfläche faszinierend und wert, sich näher mit ihnen zu beschäftigen. Um zu verstehen, wie und vor allem wo Gesichtsyoga wirkt, schauen wir uns an, welche Gewebe uns im Gesicht begegnen. Denn das Gesicht umfasst mehr als zwanzig mimische Muskeln sowie weitere Muskelgruppen, die ebenfalls maßgeblich auf sein Erscheinungsbild wirken. Zudem spielen das Lymphsystem, das Unterhautfettgewebe, fasziale Strukturen und die Knochen eine Rolle im Alterungsprozess.

Muskulatur, Knochen und Haut

Muskeln

Diese drei Muskulaturgruppen unterscheidet man im Gesicht:

- Mimische Muskulatur: hauptverantwortlich für Gesichtsausdrücke und damit der Spiegel unserer Emotionen

- Kaumuskulatur: Diese tiefen und sehr kräftigen Muskeln, die wir zum Beißen und Kauen benötigen, sind direkt mit dem Kieferknochen verbunden und verhärten sich meist bei Stress oder wenn wir mit den Zähnen knirschen.

- Halsmuskulatur: Diese Muskelgruppen sorgen für die Stabilität des Kopfes, bestimmen seine Haltung und bewegen ihn in alle Richtungen.

Im Unterschied zu den Skelettmuskeln setzen die meisten Teile der mimischen Muskulatur direkt in der Haut oder an einem Knochen an, um daraufhin in andere mimische Muskeln oder die Haut überzugehen. Skelettmuskeln dagegen beginnen an einem Knochen und sind mit diesem über eine Sehne verbunden. Mimische Muskeln funktionieren anders; ein besonderes Merkmal, welches auch funktionell Auswirkungen hat. Denn nur durch diese Besonderheit machen sie unsere einzigartige

Mimik möglich: präzise und feine Bewegungen, die eng aufeinander abgestimmt und miteinander verbunden sind (siehe auch: Exkurs zur Mimik auf Seite 22 f.).

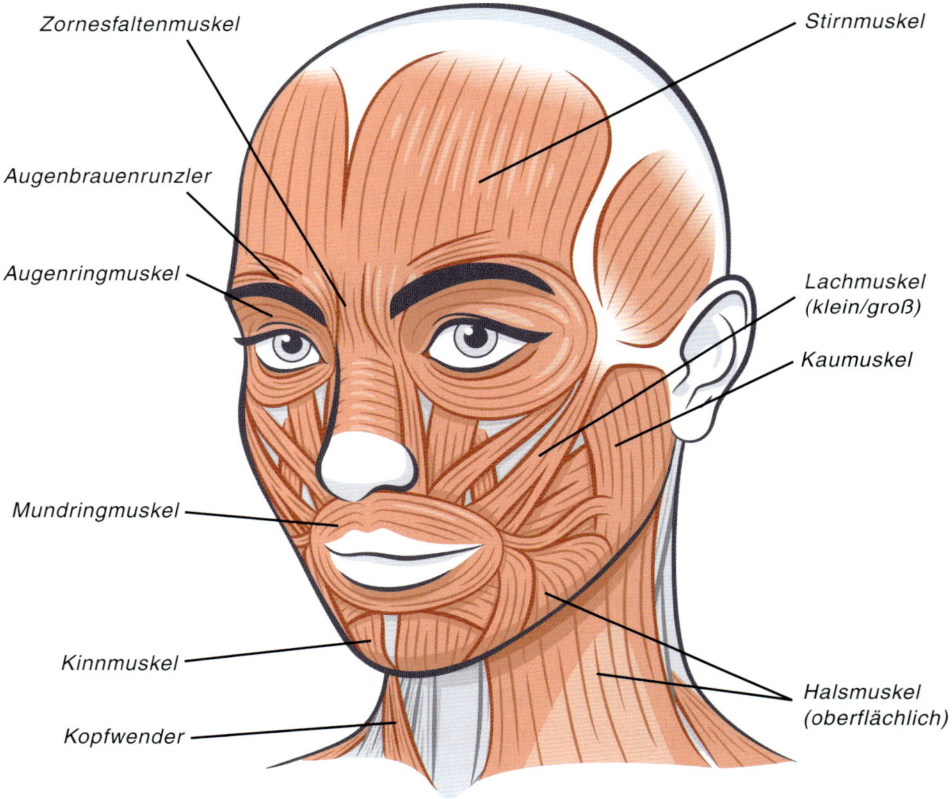

Muskulatur im Gesicht und am Hals

Knochen

Die Form und Struktur unseres Kopfes und die Konturen unseres Gesichts werden maßgeblich von unserem Gesichtsskelett bestimmt. Es besteht aus dem Schädelknochen, dem Jochbein, den Kieferknochen sowie dem Nasenbein und den Augenhöhlen. Im Bereich des Halses und des Nackens sind es das Zungenbein, ein freischwebender Knochen, den wir für Sprechen und Schlucken benötigen, sowie unsere Halswirbelsäule mit ihren Wirbelkörpern.

Haut

Die Haut ist unser größtes Sinnesorgan und dreischichtig aufgebaut:

1. Epidermis (Oberhaut): Unsere oberste Hautschicht erneuert sich etwa alle 28 Tage, wobei sich dieser Prozess im Alter auf vierzig bis fünfzig Tage verlangsamt. Sie ist unsere äußerste Schutzschicht und schützt uns damit gegen alle Umwelteinflüsse. Die Oberhaut ist besetzt mit abgestorbenen Hautzellen, was sie trocken und unebenmäßig erscheinen lassen kann.

2. Dermis (Lederhaut): Die mittlere Hautschicht enthält unsere stützenden Bindegewebe. Elastin und Kollagen finden sich dort und sorgen für Elastizität, Spannkraft und Volumen.

3. Subkutis (Unterhaut): Die dritte und letzte Hautschicht besteht aus Fett- und Bindegewebe. Sie sorgt für Volumen und polstert unsere Haut von unten auf.

Die Haut im Gesicht ist viel dünner als am Körper und um die Augen herum sogar besonders zart (nur 0,5 Millimeter). Daher zeigt sie viel schneller Zeichen der Alterung. Auch Dehydrierung macht sich im Augenbereich rasch bemerkbar. Bei Knitterfältchen um die Augen wäre der erste Schritt also, mehr zu trinken, um dich von innen mit Feuchtigkeit zu versorgen.

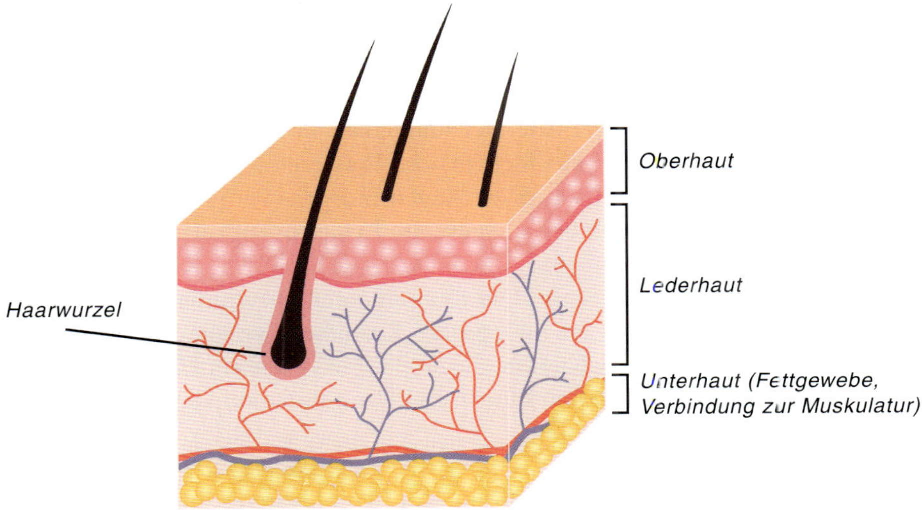

Aufbau der Haut

Lymphsystem

Wusstest du, dass wir mehr Lymphflüssigkeit im Körper haben als Blut? Das Lymphsystem ist eines der wichtigsten Systeme unseres Körpers und quasi seine Müllabfuhr. Denn die Lymphflüssigkeit spült Krankheitserreger und überschüssige Flüssigkeit aus den Geweben heraus. Es ist außerdem der Sitz unseres Immunsystems und spielt eine entscheidende Rolle für unseren Flüssigkeitshaushalt und das Hautbild.

Du kannst dir das Lymphsystem als ein fein verzweigtes Netz aus Röhren und Knoten vorstellen, welches den gesamten Körper durchzieht, auch das Gesicht. Die transportierte Flüssigkeit, die Lymphe, ist voller wichtiger Immunzellen. Im Gegensatz zum Blutkreislauf, der vom Herzen als Pumpe angetrieben wird, fehlt dem Lymphsystem dieser Antrieb. Es ist darauf angewiesen, von außen stimuliert und bewegt zu werden. Das passiert vor allem durch Bewegung der Skelettmuskeln, durch Massagen, aber auch durch die Atmung. Deswegen ist es von besonderer Wichtigkeit, dass die Atmung tief und intensiv fließt. Die Flüssigkeitszufuhr spielt ebenfalls eine entscheidende Rolle: Nur mit ausreichend Wasser kann das Lymphsystem funktionieren und Stoffwechselprodukte abtransportiert werden.

Funktionen des Lymphsystems:

- Entgiftung: Proteine und Zellabfälle werden zu den Lymphknoten transportiert, wo sie gefiltert und schließlich abgebaut werden.

- Aufrechterhaltung der Flüssigkeitsbalance und Reduktion von Schwellungen: Das Lymphsystem reguliert, wie viel Flüssigkeit in den Geweben verbleibt, was bei einer Fehlfunktion zu Ödemen, also Wassereinlagerungen, führt. Das kennst du vermutlich, wenn sich die Augen morgens verquollen und schwer anfühlen. Dabei handelt es sich um gestaute Lymphflüssigkeit.

- Infektionen und Immunsystem: Die Lymphknoten bekämpfen nicht nur Viren, sondern auch Bakterien und andere Krankheitserreger. Das zeigt sich durch ein Anschwellen der Knoten, die du beispielsweise am Hals während einer Erkältung deutlich ertasten kannst. Ein Hinweis darauf, dass dein Lymphsystem gerade intensiv arbeitet.

Für das Gesicht ist die Gesunderhaltung des Lymphsystems und der Fluss der Lymphe demnach besonders wichtig, da dies Schwellungen reduziert, deine

Gesichtszüge definiert und zusätzlich Augenringe mindert. Ein gut arbeitendes Lymphsystem sorgt dafür, dass die Nährstoffversorgung gewährleistet wird, was zu einem ebenmäßigeren Hautbild führt. Haut und Muskeln können sich besser und schneller regenerieren. Unreinheiten heilen rascher ab und durch den Verlust von überschüssiger Flüssigkeit kommen deine Gesichtskonturen deutlicher zum Vorschein. Ein wahres Wunderwerk also, dem du durch Gesichtsyoga die notwendige Aufmerksamkeit schenken kannst.

Fasziale Strukturen

In den letzten Jahren hat sich unser Verständnis von den Faszien grundlegend verändert. Es fand eine Wandlung statt – vom klassischen Faszienbegriff als das sogenannte Bindegewebe hin zur Faszie als dreidimensionales Netzwerk, das sich durch den gesamten Körper zieht: von der Fußsohle bis zur Kopfhaut. Die kollagenreichen Strukturen dieses Netzwerks beeinflussen auch unser Gesicht. Allerdings verfügen unsere mimischen Muskeln nicht über die klassische, fasziale Hülle der Skelettmuskulatur. Die Forschung geht heute davon aus, dass die Faszien nicht nur Muskeln, sondern auch Knochen, Organe, Blutgefäße und unser Fettgewebe umhüllen. Stelle sie dir wie ein Spinnennetz vor, das unseren Körper unter der Oberfläche bis in die tiefsten Schichten verbindet, stabilisiert und in Form hält.

Die Besonderheit der faszialen Strukturen im Gesicht besteht darin, dass sie ebenso wie die mimischen Muskeln sehr klein und fein sind. Sie sind außerdem eng mit den Muskeln, der Haut und dem Unterhautfettgewebe verwoben. Damit sind sie maßgeblich für den mimischen Ausdruck mitverantwortlich. Von zentraler Bedeutung ist dabei das sogenannte SMAS (superfizielles muskulo-aponeurotisches System), denn es stellt eine direkte Verbindung zwischen der Haut und der mimischen Muskulatur her. Daher ist es wichtig, diese für ein gesundes und funktionsfähiges Gesicht bis ins hohe Alter zu stärken und lebendig zu erhalten. Das fasziale Bindegewebe formt also nicht nur unsere Mimik, sondern hält unser Gesicht auch in Position und bewahrt es vor dem Erschlaffen und Absinken.

Mit zunehmendem Alter verlieren die faszialen Strukturen ihre Elastizität und Gleitfähigkeit, wenn der Kollagenabbau voranschreitet. Sie verkleben, verhärten und büßen ihre Fähigkeit ein, Flüssigkeit zu speichern. Als Folge davon kann sich die Muskulatur nicht mehr frei bewegen, die Haut verliert ihre Spannkraft und es zeigen sich die typischen Zeichen der Alterung: Falten, abgesunkene Partien und der Verlust der Gesichtskonturen.

Die gute Nachricht: Ebenso wie du das fasziale System deines Körpers durch Bewegung gesund erhalten kannst, kannst du das auch im Gesicht. Denn unsere Faszien sind sehr anpassungsfähig und das unabhängig vom Alter. Regelmäßige kräftigende Übungen, ergänzt durch Massagen, halten die Faszien geschmeidig und sorgen dafür, dass sie mit Flüssigkeit und Nährstoffen versorgt werden. Das Ergebnis ist ein lebendiges Gesicht, in dem deine Mimik bis ins hohe Alter funktioniert, und gesunde Gewebe zwischen der obersten Hautschicht und deinen Knochen.

Exkurs zur Mimik

Unsere Mimik ist weitaus mehr als nur Ausdruck unserer Emotionen: Sie ist der Spiegel unserer Innenwelt und spielt eine zentrale Rolle für unser zwischenmenschliches Zusammenleben und die Interaktion mit anderen. Als wichtiger Bestandteil der nonverbalen Kommunikation überträgt sie gemeinsam mit Stimme, Körperhaltung und Gestik Signale, die über die gesprochene Sprache hinausreichen. Sie zeigt unserem Gegenüber nicht nur, was wir fühlen, wie es uns geht und verstärkt die gesagten Worte. Sondern sie hilft uns auch, uns in unser Gegenüber einzufühlen und echtes Verständnis für den anderen zu entwickeln. Die Mimik ist entscheidend für die frühe Bindung und Entwicklung sozialer Fähigkeiten; das sogenannte soziale Lernen. Außerdem kannst du sie gezielt steuern und damit dein Innenleben direkt beeinflussen: Wenn du bewusst lächelst, wirkt sich das positiv auf deine Stimmung aus.

Aber was passiert, wenn wir die Mimik ausschalten, zum Beispiel durch Botox? Wird die mimische Muskulatur manipuliert, zeigen sich zwar weniger Falten, aber auch weniger Ausdruck. Der Inhalt des Gesagten und die Gesichtszüge passen unter Umständen nicht mehr zueinander. Ein wichtiger Teil der Kommunikation fällt weg. Dies führt dazu, dass sich unser Gegenüber nicht mehr in uns einfühlen kann. Zudem spiegelt unsere Mimik unbewusst, was der andere fühlt. Fehlt diese Rückkopplung, wird eine echte Verbindung erschwert. Es gibt Hinweise darauf, dass die Fähigkeit zur Empathie durch Botoxinjektionen abnehmen kann, weil die Spiegelneuronen nicht mehr ausreichend aktiviert werden.

Ein Sonderfall sind Emotionen, die nicht unsere eigenen sind. Wenn wir uns in einem belastenden Umfeld bewegen, neigen wir dazu, Spannungen mimisch zu spiegeln. Das kann sich in Form von Zornesfalten, verspannten, müden Augen oder einem grundsätzlich verhärteten Gesichtsausdruck zeigen. Wenn du also manchmal das Gefühl hast, dass es dir eigentlich gut geht, du aber trotzdem diese massiven Spannungen wahrnimmst, darfst du in deinem Umfeld genauer hinsehen, wo du diese Emotionen eventuell aufgenommen hast.

So wirkt Face Yoga

Während Cremes, Seren und Gesichtsmasken auf der Hautoberfläche wirken und sie kosmetisch pflegen, setzen wir beim Face Yoga tiefer an. Wir arbeiten mit allen Schichten, die das Gesicht ausmachen: Dazu gehören nicht nur die Haut mit ihrem dreischichtigen Aufbau, sondern auch das Bindegewebe mit seinen Elastin- und Kollagenfasern, Bändern und Sehnen, die Muskulatur und das Lymphsystem sowie das Unterhautfettgewebe. Zudem wirken wir auf die knöchernen Strukturen und dabei vor allem auf die Position des Unterkiefers, der im Zusammenspiel mit der Kau- und Kiefermuskulatur die Funktion des Kiefergelenks beeinflusst.

Somit arbeiten wir mit all jenen Schichten, die zwischen Knochen und Hautoberfläche liegen. Wir verjüngen diese Strukturen, indem wir die Durchblutung der Gewebe erhöhen und damit den Stoffwechsel verbessern sowie den Lymphfluss anregen, was Schwellungen reduziert. Nur ein funktionierendes System aus Haut, Muskulatur und Bindegeweben kann das Gesicht in Position halten und damit die Form des Gesichts im Alterungsprozess bewahren. Nur wenn die Muskulatur kraftvoll bleibt, kann sie ihre Funktion erfüllen und beispielsweise die Wangen liften und Schlupflider anheben.

Die Haltebänder des Gesichts spielen hier eine wichtige Rolle, denn sie verbinden tiefe Gewebeschichten wie Muskeln und Knochen mit der Haut und dem Fettgewebe. Im Laufe der Zeit verlieren sie an Spannkraft und das Gewebe kann absinken. Sie tragen also wesentlich dazu bei, dass deine Konturen sichtbar bleiben und das Gesicht angehoben wird.

Wirkung auf die Muskulatur

Unsere häufig unbewusst aktivierte Mimik kann zu chronischen Verspannungen und Verkürzungen der Muskulatur führen. So bilden sich Zornes- und Augenfalten. Das Volumen der Lippen lässt nach und sowohl Kau- als auch Halsmuskulatur bauen ab oder verspannen durch Fehlbelastungen. Zusätzlich gibt es Muskelpartien wie die Wangen- oder die Stirnmuskulatur, die durch Über- oder Inaktivität die Fähigkeit gesunder und kraftvoller Kontraktion verlieren. Das führt dazu, dass das Gesicht nach unten absackt oder die Stirn schwer auf den Augen zu liegen scheint.

Ziel ist es also, die Muskulatur zu entspannen, zu dehnen und sie durch gezielte Kräftigung so zu aktivieren, dass sie die Wangen oder die Augenbrauen nach oben anheben kann. In diesem Zusammenspiel schaffen wir eine gesunde Funktionalität der Muskulatur, indem wir einerseits dafür sorgen, dass sie kraftvoll arbeitet, andererseits aber auch wieder entspannen kann. Die Konturen des Gesichts werden so sichtbarer, seine Form bleibt erhalten und die Haut strafft sich.

Wirkung auf die Haut

Unsere Haut ist direkt mit dem Bindegewebe darunter und der mimischen Muskulatur verbunden. Während Falten an der Oberfläche – also in der Epidermis – sichtbar werden, entstehen sie meist tiefer. Indem wir unsere Muskulatur gezielt trainieren, entspannen sowie sanft dehnen, reagiert die darüberliegende Haut, macht diese Anpassungen mit und glättet sich. Zusätzlich erhöht sich die Durchblutung, was dazu führt, dass die Nährstoffversorgung der Hautzellen verbessert und mehr Sauerstoff zu den Zellen transportiert wird. Gleichzeitig werden Stoffwechselrückstände abtransportiert. Die Haut wird rosiger, glatter und besser mit Feuchtigkeit versorgt, was zu einem ebenmäßigeren Hautbild führt.

Ein weiterer Effekt entsteht durch die massierenden Handgriffe beim Gesichtsyoga: Sie wirken wie ein sanftes Peeling der obersten Hautschicht und befreien sie von abgestorbenen Hautzellen, was die Haut glatter erscheinen lässt.

Wirkung auf Binde- und Unterhautfettgewebe

Das Bindegewebe ist maßgeblich für die Elastizität und Straffheit unseres Gesichts verantwortlich, und wie viel Volumen es zeigt. Leider nimmt die Produktion der wichtigen Strukturproteine Kollagen und Elastin bereits ab einem

Alter von etwa 25 Jahren ab. Die Stimulationen beim Face Yoga wie rollende, kneifende und streichende Massagen helfen, die Kollagen- und Elastinsynthese zu erhöhen. So bilden sich die Strukturen neu, die dafür sorgen, dass unser Gesicht straffer und aufgepolsterter wirkt.

Unser Unterhautfettgewebe macht andere Veränderungen durch: Es verringert sich während des Alterungsprozesses und kann sich mit Lymphflüssigkeit füllen. So entstehen Ödeme, also Furchen und Verwerfungen im Gesicht an jenen Stellen, an denen die Teile des Unterhautfettgewebes wie kleine Inseln aufeinandertreffen. Durch die Anwendung von rollenden, sanft kneifenden und dehnenden Massagen können wir das Unterhautfettgewebe von Flüssigkeit befreien und die Verteilung des Volumens im Gesicht positiv beeinflussen.

Wirkung auf das Lymphsystem

Unser Lymphsystem kann sich nicht selbst bewegen. Es ist auf die Aktivierung durch unsere Muskulatur oder gezielte Stimulation von außen angewiesen. Während wir mit unserem Körper spazieren gehen, um ihn in Schwung zu bringen, oder hüpfen, um das Lymphsystem am Morgen anzuregen, braucht das Lymphsystem im Gesicht mehr Unterstützung. Klopfen, Streichen und Pulsieren mit den Händen sorgt dafür, dass Lymphflüssigkeit abtransportiert wird und damit Schwellungen reduziert werden.

Je mehr wir außerdem die Muskulatur trainieren, also ihren Tonus erhöhen, desto stärker unterstützt sie den Abfluss der Lymphe. Das bedeutet, dass die Kombination aus Muskelarbeit und gezielter Lymphdrainage dafür sorgt, dass sich geschwollene Augen und die Ausprägung eines Doppelkinns reduzieren lassen.

Ganzheitliche Wirkung

Natürlich ist für viele Frauen die größte Motivation, jünger auszusehen, frischer zu wirken und Falten zu glätten. Doch Face Yoga bietet weit mehr als kosmetische und verjüngende Effekte und hat die Kraft, einen mentalen Veränderungsprozess anzustoßen und die Lebensqualität ganzheitlich positiv zu beeinflussen.

Während die meisten Menschen mit Face Yoga beginnen, weil sie Falten reduzieren möchten, hält man die Praxis oft auch deswegen aufrecht, weil die ganzheitlichen Resultate ebenso stark wiegen wie die kosmetischen. Je länger man praktiziert, umso mehr profitiert man von tiefgreifenden strukturellen und verjüngenden Anpassungen unter der Hautoberfläche sowie ganzheitlichen Effekten auf das Selbstbewusstsein, die innere Zufriedenheit und die mentale Balance.

Stressreduktion und Schlaf

Wir konzentrieren uns während der Praxis auf unseren Atem und verbinden uns auf diese Weise mit der Quelle unserer Energie. Während unsere Atmung im Alltag oft flach ist, lenken wir den Fokus bei der Face-Yoga-Praxis bewusst auf eine tiefe, verlangsamte Atmung. So aktivieren wir den Parasympathikus, den Teil unseres Nervensystems, der für Entspannung zuständig ist, und senken nachweislich den Cortisolspiegel im Körper.

Die achtsamen, sanften und wertschätzenden Berührungen, die wir uns selbst schenken, sorgen dafür, dass wir zur Ruhe kommen. Wir verbinden uns sinnlich und intensiv mit unserem Gesicht und lernen es nicht nur besser kennen, sondern auch mehr schätzen. Diese aktive Praxis der Selbstwertschätzung führt zu stärkerer Akzeptanz und damit zu weniger Druck, ein bestimmtes Aussehen erreichen zu müssen. Du siehst und spürst, dass dein Gesicht genau so, wie es ist, richtig ist.

Damit wird Gesichtsyoga zur aktiven Methode der Reduktion von Stress, was wiederum einen besseren Schlaf fördert: Du schläfst nicht nur leichter ein, sondern verbringst auch eine erholsame Nacht, was dich voller Energie aufwachen lässt. In diesem Kreislauf hast du tagsüber mehr Power, bist belastbarer und fühlst dich ausgeglichener. Zusätzlich ist dein Körper in der Lage, im Schlaf alle wichtigen Regenerationsprozesse durchzuführen und damit deutlich gesünder, als wenn dir dauerhaft Schlaf fehlen würde.

Abbau von Dysbalancen und Fehlfunktionen

Unsere Gesichtsmuskulatur vollbringt täglich Höchstleistungen, die uns oft gar nicht bewusst sind. Sie reagiert in Bruchteilen von Sekunden und ist auch nachts sehr aktiv. Je mehr wir jedoch gezielt Fehlfunktionen beispielsweise im Bereich des Kiefers und der Kaumuskulatur auflösen, umso besser funktioniert das Gesicht: Das Kiefergelenk schließt sich korrekt, einseitig verspannte Muskulatur kann sich lösen und Asymmetrien im Gesicht werden reduziert. Du knirschst weniger mit den Zähnen und kannst Kopfschmerzen mindern.

Jeder Mensch hat eine dominante Körper- und Gesichtsseite, was langfristig zu Dysbalancen in der muskulären Funktion führen kann. Indem wir die Muskulatur auf beiden Seiten trainieren und lernen, sie korrekt anzusteuern, balancieren wir das Gesicht aus und erhalten die Funktionen beider Seiten.

Reduktion von Schmerzen

Die oben beschriebenen Dysbalancen können zu Schmerzen im Bereich des Gesichts, des ganzen Kopfes und vor allem im Kieferbereich führen. Da wir uns beim Face Yoga auch mit der Hals- und der Kaumuskulatur sowie dem Nackenbereich beschäftigen, reduzieren wir mit den Techniken nicht nur Kieferknacken und Zähneknirschen, sondern auch Kopfschmerzen und diffuse Beschwerden, die aus den umliegenden Bereichen in das Gesicht ausstrahlen.

Die Mimik beeinflusst die Stimmung

Bereits der Naturwissenschaftler Charles Darwin vermutete, dass nicht nur unsere Emotionen unser Gesicht formen, sondern auch umkehrt: Unser Gesichtsausdruck beeinflusst, wie wir uns fühlen. Das heißt, unsere Mimik ist eng mit unserem Erleben, Gefühlen und Gemütslagen verknüpft. Ein bewusstes Lächeln kann die Stimmung aufhellen und eine entspannte Stirn Stress lindern. Kurz: Wenn wir unser Gesicht entspannen, entspannt sich unser Nervensystem. Diese Verbindung wird als Facial-Feedback-Hypothese bezeichnet. In einer Studie zeigte sich, dass die Teilnehmer*innen Cartoons lustiger fanden, wenn sie bereits lächelten.

Beim Gesichtsyoga machen wir genau das: Wir lösen chronische Verspannungen der Gesichtsmuskulatur und beeinflussen damit unsere Stimmung. Gleichzeitig aktivieren wir die sogenannten Lachmuskeln (Zygomaticus minor und major) und geben unserem Gehirn das Signal, dass wir lächeln. Denn das Gehirn unterscheidet nicht zwischen echtem und gespieltem Lächeln.

Du kannst deine Emotionen aktiv beeinflussen, indem du nur deine Mundwinkel anhebst. Ein schöner Nebeneffekt ist, dass sich Spannungen im übrigen Gesicht so ebenfalls lösen. Versuche einmal, die Stirn zu verspannen, während du lächelst – es wird dir kaum gelingen.

Ausstrahlung und Mimik

Beim Face Yoga arbeiten wir intensiv mit dem Ausdruck des Gesichts, wobei wir im ersten Schritt unerwünschte Mimik reduzieren, wie das Zusammenziehen der Augenbrauen, wenn wir gegen die Sonne blinzeln. Wichtig ist in diesem Zusammenhang, dass wir die Mimik nicht einschränken, sondern neu trainieren wollen. Wir machen uns also zuerst bewusst, wann dieser Bereich aktiviert wird, und erhöhen im zweiten Schritt das Bewusstsein für diese Aktivierung: In welchen Situationen verspannt sich die Muskulatur und welche Emotionen liegen dieser Verspannung zugrunde?

In dieser Bewusstwerdung lernst du, die Spannung loszulassen. In der Kombination mit den Face-Yoga-Übungen, die die schlafende Muskulatur aktivieren und die verkürzte dehnen, erhältst du eine entspannte und trotzdem funktionierende und vor allem ausdrucksstarke Mimik. So lernst du beispielsweise, deine Augen zu öffnen, ohne die Augenbrauen nach oben zu schieben. Das Ergebnis ist ein Gesicht, mit dem du deinem Gegenüber auf authentische Weise begegnen kannst.

Prävention

Face Yoga ist eine präventive Maßnahme. Unabhängig davon, wie alt du bist, unterstützt es dich dabei, das Gesicht mit allen seinen Strukturen langfristig gesund zu erhalten. So bewahren wir die funktionierende Muskulatur, gewährleisten Durchblutung und Lymphfluss, beugen Fehlbelastungen und Dysbalancen vor und lösen sie auf. Damit wirkt Face Yoga vorbeugend auf die Entstehung von Falten oder den Verlust von Volumen. Die Methode setzt tiefer an als irgendeine Anti-Aging-Creme. Nämlich dort, wo der Alterungsprozess beginnt. Face Yoga schafft Bewegung und lässt dich gleichzeitig voller Kraft und Klarheit bewusst und achtsam altern: in einer Balance aus deinem inneren Empfinden und deinem äußeren Ausdruck.

Was passiert, wenn wir älter werden?

Der Alterungsprozess betrifft, wie bereits erwähnt, sämtliche Strukturen unseres Gesichts und natürlich des ganzen Körpers. Im Folgenden findest du eine Zusammenfassung, wie der Alterungsprozess auf den Körper einwirkt, von der äußeren Schicht, der Haut, dem Unterfettgewebe, über Bindegewebe und Faszien und die Muskeln bis hin zu den Knochen.

Haut

Die Kollagen- und Elastinproduktion in der mittleren Hautschicht (Dermis) nimmt bereits ab einem Alter von rund 25 Jahren um etwa 1 bis 1,5 Prozent pro Jahr ab. Diese Stützproteine sind jedoch wesentlich für die Elastizität und Spannkraft der Haut. Werden sie weniger produziert, kann die Haut zunehmend dünner, trockener und knittriger werden. Vor allem mit den hormonellen Veränderungen der Perimenopause und Menopause beschleunigen sich diese Prozesse.

Unterhautfettgewebe

Im Alter schrumpft das Fettgewebe und unser Gesicht kann schmaler, beinah eingefallen wirken. Es bilden sich vor allem im Wangenbereich Hohlräume. Zusätzlich können Wassereinlagerungen im Fettgewebe entstehen, sogenannte Ödeme. Solche Schwellungen lassen uns aufgequollen aussehen.

Bindegewebe und Faszien

Auch diese Strukturen bestehen zu einem Großteil aus Kollagen sowie Elastin und verlieren mit den Jahren an Straffheit. Das stützende Netzwerk büßt seine Elastizität immer mehr ein und die Wangenpartie oder der Brauenbogen- und Stirnbereich sinken allmählich nach unten ab. Fasziale Gewebe büßen mit zunehmendem Alter schätzungsweise ein Drittel ihrer Spannkraft ein.

Muskulatur

Je häufiger wir unsere Mimik falsch und zu intensiv benutzen, umso mehr verkürzt unsere Gesichtsmuskulatur. Zudem werden Muskeln im Alter schwächer und verkümmern (atrophieren). Die Muskelmasse nimmt also ab, wenn wir sie nicht mehr, falsch oder zu wenig benutzen. Dieses Ungleichgewicht aus zu schwachen Muskeln auf der einen Seite und überanstrengten, verkürzten Muskeln auf der anderen Seite bringt die Funktionalität und damit auch das Erscheinungsbild des Gesichts aus der Balance. Es zeigen sich Zornesfalten, nach unten zeigende Mundwinkel, Augenfalten wie Krähenfüße oder Nasolabialfalten (Falten vom Nasenflügel zum Mundwinkel).

Knochen

Atrophie betrifft auch den Schädelknochen, der unser Gesicht von unten stützt. Ober- und Unterkiefer sowie die Augenhöhlen verlieren an Volumen. Dieser Knochenabbau beeinflusst die Proportionen unseres Gesichts. Schon geringe Verluste im Knochen sorgen dafür, dass die Form sich verändert und das Gesicht weniger definiert erscheint. Da der Östrogenspiegel direkten Einfluss auf die Knochendichte hat, kann sich besonders bei Frauen in den Wechseljahren der Abbau der Knochenstruktur beschleunigen.

Wie kannst du mit deinem Lebensstil den Alterungsprozess beeinflussen?

Unser Lebensstil beeinflusst maßgeblich, wie und wie schnell wir altern. Er entscheidet vor allem darüber, wie deutlich sich die Alterungsprozesse in deinem Gesicht abzeichnen. Doch ebenso wie wir selbst ist auch der Alterungsprozess sehr individuell und hängt von externen und internen Faktoren ab – viele kannst du allerdings beeinflussen. Der folgende Überblick soll dir Hinweise liefern, wo du genauer hinsehen darfst. Oft kannst du mit kleinen Änderungen schon einiges erreichen. Du wirst jedoch auch auf Aspekte stoßen, die sich schwieriger verändern lassen. Zudem sind die Themen rund um unseren Lebensstil sehr komplex. Vor allem Ernährung und Hormongesundheit sind eng miteinander verknüpft. Solltest du bei diesen Themen Unterstützung brauchen, findest du in der Literaturliste im Anhang Buchempfehlungen und Verweise auf Experten. Außerdem gilt: Nicht alles funktioniert für jede und jeden.

Ernährung

Das solltest du vermeiden: Stark industriell verarbeitete Lebensmittel und zu wenig frische, ballaststoffreiche Produkte sowie ein Mangel an Proteinen (Aminosäuren) führen zu einer Unterversorgung mit essenziellen Nährstoffen, die dein Körper benötigt, um beispielsweise Kollagen und Elastin zu bilden oder Entzündungsprozesse zu regulieren. Ein Nährstoffmangel kann zu trockener Haut beitragen und zu frühzeitiger Hautalterung führen.

Das kannst du tun: Eine ausgewogene und nährstoffdeckende Ernährung hilft deinem Körper, gesund zu funktionieren. Hochwertige Fette aus Avocado, Nüssen oder Olivenöl sowie Proteine aus Fisch, Hülsenfrüchten, Eiern und auch Fleisch liefern wichtige Bausteine für einen gesunden Alterungsprozess und unterstützen dich von innen, wenn es darum geht, das Gesicht zu straffen und aufzupolstern.

Zucker und einfache Kohlenhydrate (Glykation)

Das solltest du vermeiden: Hoher Zuckerkonsum und eine Ernährung mit vielen einfachen Kohlenhydraten sorgen für Blutzuckerschwankungen und können zu Entzündungen im Körper beitragen. Zudem beschleunigt ein Übermaß an Zucker die sogenannte Glykation. Bei diesem Prozess binden sich Zuckermoleküle an Kollagen und sorgen für dessen Verhärtung. Als Folge wird die Hautalterung vorangetrieben und die Faltenbildung verstärkt.

Das kannst du tun: Reduziere Zucker und einfache Kohlenhydrate aus Weißbrot, Pasta und Süßigkeiten und setze stattdessen auf Vollkorn, Hülsenfrüchte und vor allem viel Gemüse. Eine Aufnahme von ausreichend Protein kann außerdem den Blutzucker stabilisieren.

Sonne

Das solltest du vermeiden: UV-A- und UV-B-Strahlung aus dem direkten Sonnenlicht zerstören die Kollagen- und Elastinfasern, was die Hautalterung beschleunigt. Diesen Prozess nennt man Photoaging. So entstehen nicht nur Falten, sondern auch Pigmentflecken und das Hautkrebsrisiko erhöht sich maßgeblich. Um Solarien solltest du aus diesem Grund prinzipiell einen Bogen machen, da die dort verwendete UV-Strahlung ebenso schädlich wirkt wie zu viel Sonnenlicht auf ungeschützte Haut.

Das kannst du tun: Nutze Pflegeprodukte mit Sonnenschutz ab Lichtschutzfaktor 30, besser 50, und meide vor allem die intensive Mittagssonne. Auch Höhensonne oder die Sonneneinstrahlung am Meer solltest du nur mit Sonnenschutz genießen, wobei dieser aus Pflege und schützender Kleidung und Hüten bestehen kann. Trotzdem solltest du die Sonne nicht komplett meiden, denn Sonnenlicht, vor allem morgens, ist wichtig, um unsere zirkadianen Rhythmen zu unterstützen: Sie bestimmen, wann du wach und müde wirst, wann du Hunger bekommst und welche Hormone ausgeschüttet werden. Sie werden vor allem durch das natürliche Tageslicht beeinflusst. Künstliches Licht und wenig Tageslicht können deinen Schlaf, deinen Hormonhaushalt und die Regeneration stören.

Außerdem beeinflusst das Sonnenlicht die Melatoninproduktion (Schlafhormon) positiv und sorgt letztendlich für besseren Schlaf.

Rauchen und Alkohol

Das solltest du vermeiden: Nikotin verengt die Blutgefäße und reduziert damit die Sauerstoffversorgung und Nährstoffzufuhr in der Haut und im ganzen Körper, was zu blasser, fahler Haut, Augenringen und vorzeitiger Hautalterung führt. Alkohol entzieht dem Körper Wasser, worunter vor allem die oberste Hautschicht leidet, was sich in stärkerer Faltenbildung zeigt. Beide Substanzen sorgen außerdem für oxidativen Stress, was wiederum zur Alterung der Haut und dem Bindegewebsabbau beiträgt.

Das kannst du tun: Vermeide idealerweise beides. Verzichte dauerhaft auf das Rauchen und trinke nur selten bis gar keinen Alkohol.

Schlaf

Das solltest du vermeiden: Wenn wir zu wenig oder schlecht schlafen, erhöht sich das Stresshormon Cortisol im Körper und die Regenerationsfähigkeit unserer Zellen wird beeinträchtigt. Das kann die Hautalterung und Faltenbildung beschleunigen. Gleichzeitig wirkt sich ein hoher Cortisolspiegel auf den gesamten Hormonhaushalt aus.

Das kannst du tun: Priorisiere deinen Schlaf! Achte darauf, sieben bis neun Stunden zu schlafen und sorge für entspannte Abendroutinen, die dir helfen, besser ein- und durchzuschlafen.

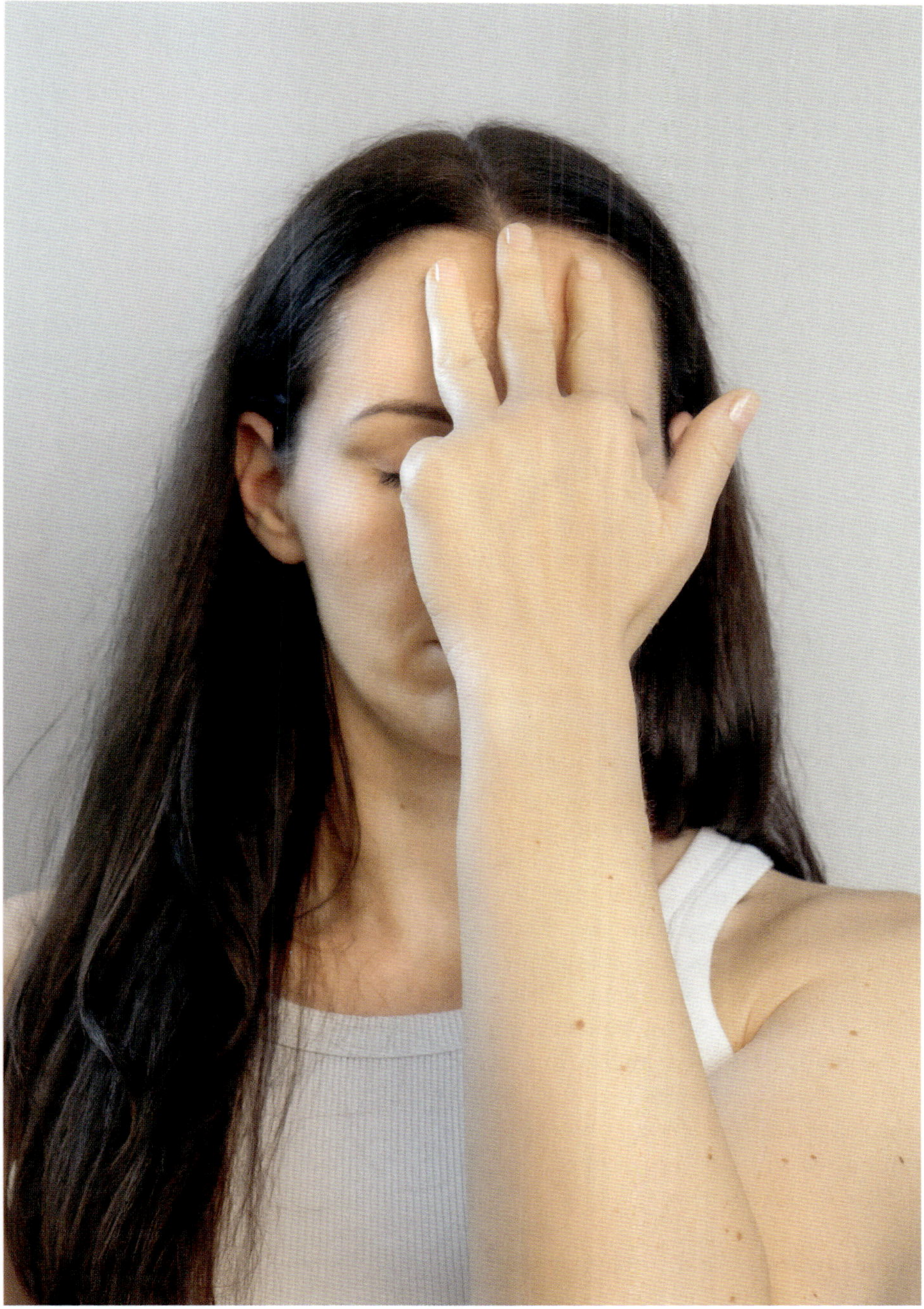

Stress

Erschöpfung, Stimmungsschwankungen, erhöhte Anfälligkeit für Infektionen, Angst und Depressionen und langfristig eine Belastung der Nebennieren sind Folgen von chronischem Stress. Er sorgt außerdem dafür, dass wir flacher atmen und die Sauerstoffversorgung der Zellen beeinträchtigt wird. Es bilden sich Muskelverspannungen, die zu Falten auf der Stirn führen oder zu sogenannten Zornesfalten.

Das solltest du vermeiden: Dauerstress, Multitasking, einen überfüllten Kalender oder fehlende Pausen im Alltag. Auch Arbeit spät am Abend, zu viel Koffein sowie mangelnde oder keine Erholung verstärken körperliche und psychische Stressreaktionen.

Das kannst du tun: Praktiziere regelmäßige Entspannungstechniken wie Face Yoga, Yoga und Meditation und bewege dich ausreichend, da so die Cortisolwerte reduziert werden. Schlafe genügend und ernähre dich gesund und ausgewogen.

Hormone

Hormonelle Veränderungen betreffen uns alle irgendwann und besonders uns Frauen – ob in der Pubertät, nach einer Schwangerschaft oder mit dem Eintritt in die Perimenopause und Menopause. Dabei geht es nicht nur um Östrogen, auch Progesteron, Testosteron, Insulin oder Cortisol spielen mit. All diese Hormone stehen miteinander in Verbindung und wirken sich auf unseren Zyklus, unser Hautbild, den Schlaf, das Gewicht und unsere Stimmung aus. Rund um die Wechseljahre merken viele Frauen, dass sich etwas verändert. Das Thema ist komplex, weil sich die Symptome nicht immer klar zuordnen lassen. Was dir hilft, hängt stark von deiner Lebensphase, deinem Alltag und deinem Körper ab. Vielleicht reicht es, deinen Lebensstil bewusst zu verändern. Möglicherweise brauchst du aber auch Unterstützung durch eine Ärztin, die sich mit bioidentischen Hormonen oder funktioneller Medizin auskennt. Deshalb: Dieser Abschnitt kann dir erste Hinweise geben – ersetzt aber keine individuelle Beratung. Er soll dir Mut machen, genauer hinzuschauen, Fragen zu stellen und deinen Weg zu finden.

Die Bedeutung für dein Gesicht: Der sinkende Östrogenspiegel in den Wechseljahren und darüber hinaus sorgt dafür, dass noch weniger Kollagen gebildet wird, was die Haut trockener und dünner werden lässt. Auch die Gesichtskonturen werden in diesem Prozess weicher, weil die Haut an Spannkraft verliert.

Das solltest du vermeiden: Dauerstress, Alkohol und Koffein, aber auch Schlafmangel bringen deinen Hormonhaushalt durcheinander.

Das kannst du tun: Passe deine Ernährung und deinen Lebensstil den veränderten Bedingungen an und reduziere unbedingt Stress, da das Stresshormon Cortisol einen wichtigen Einfluss auf den gesamten Hormonhaushalt hat.

Und noch ein Tipp zum Schluss: Trinke immer ausreichend Wasser oder ungesüßte Tees. Das Strukturprotein Kollagen benötigt Flüssigkeit, um seine stützende Funktion erfüllen zu können. Dehydration schwächt außerdem die Hautbarriere. Vor allem an deiner dünnen Haut um die Augen siehst du sofort, ob du heute schon genug getrunken hast.

Nun bist du ausgerüstet mit viel Wissen um die Haut und die zahlreichen Einflüsse, denen sie ausgesetzt ist. Im nächsten Kapitel geht es schon in die Praxis des Face Yoga, beginnend mit einer gründlichen Vorbereitung.

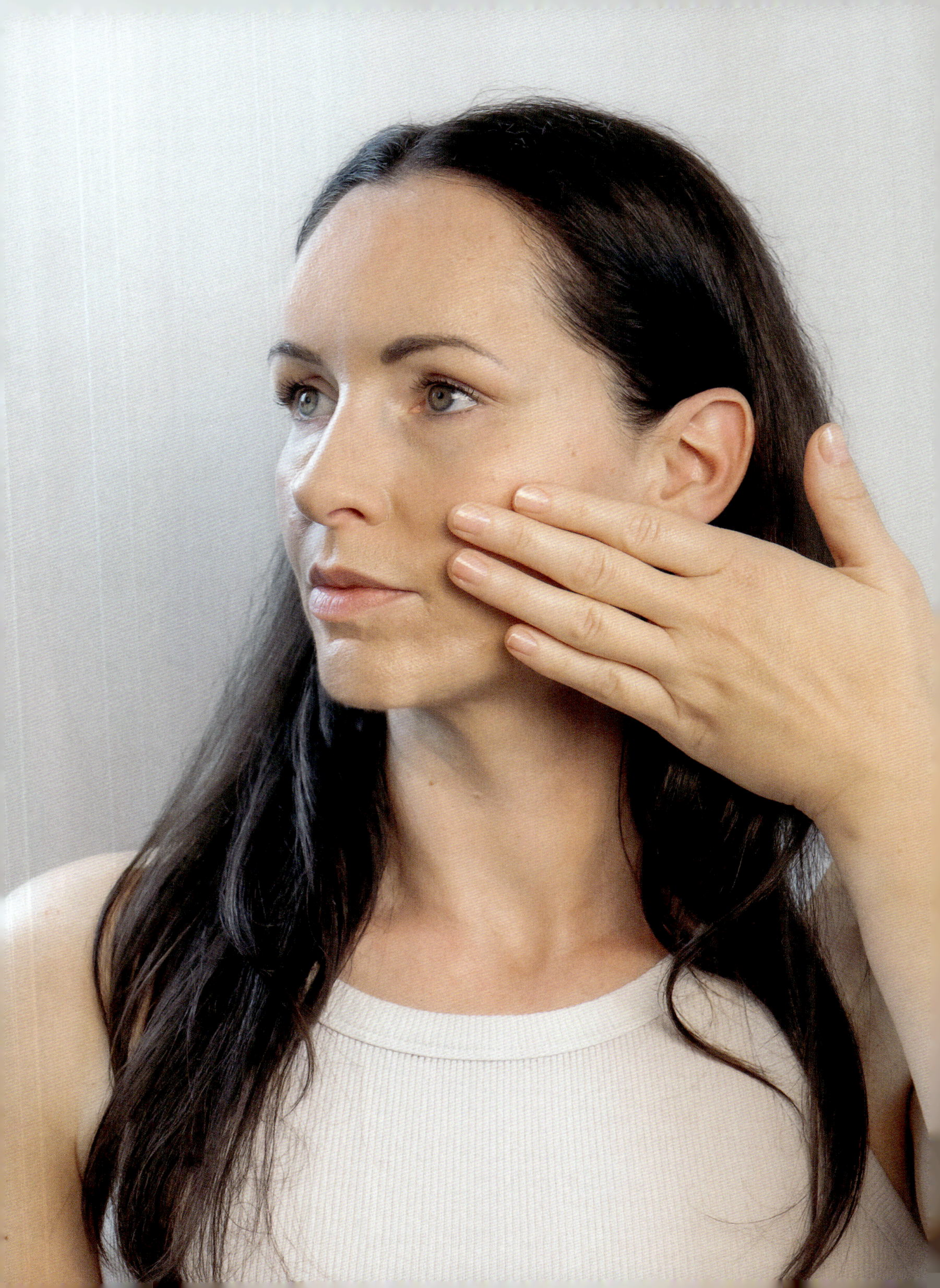

WIE DU EINE FACE-YOGA-ROUTINE ENTWICKELST

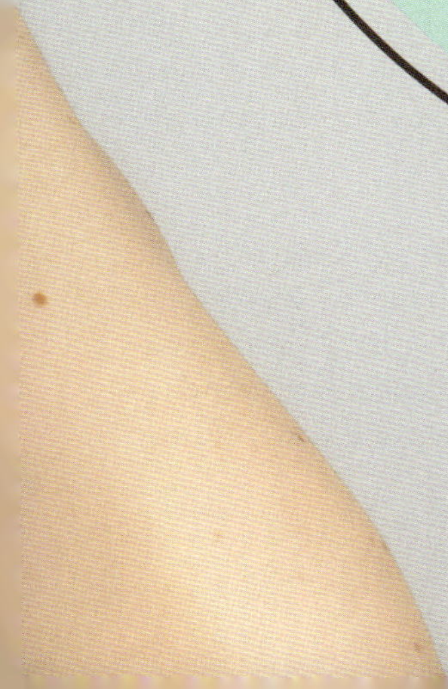

Einen Anfang finden

Wann ist der beste Zeitpunkt für dein Gesichtsyoga: abends oder morgens oder deine Mittagspause? Die Antwort ist: Der richtige Moment ist immer dann, wenn es für dich am einfachsten in deinen Alltag zu integrieren ist. Manche stehen gern früher auf und nutzen die Ruhe am Morgen. Andere empfinden das Ritual am Abend als entschleunigend und spüren so die positiven Wirkungen auf den Schlaf noch besser. Wieder andere praktizieren einzelne Übungen, während sie auf den Wasserkocher warten, und gestalten diese freien Minuten ganz bewusst als kleine Auszeiten zum Durchatmen. Wichtig ist, dass du es überhaupt machst, und dabei spielt der Zeitpunkt nur eine untergeordnete Rolle.

Hinweise und Tipps für deine Face-Yoga-Praxis

Trotzdem gibt es Anwendungen, die zu bestimmten Tageszeiten sinnvoll sind. So sind Gesichtsyogaübungen am Morgen zweckmäßig, wenn du zu Schwellungen neigst und diese reduzieren möchtest, bevor du das Haus verlässt. Wenn du jemand bist, der tagsüber viel Spannung in den mimischen Muskeln speichert, kann es sinnvoller sein, das Gesicht abends direkt vor dem Schlafengehen von diesen Spannungen zu befreien. Und dann gibt es wundervolle Übungen, die du ohne Hände machen kannst und die sich deswegen ausgezeichnet für kurze Pausen zwischendurch und sogar im Büro eignen. Denn für alle Übungen ohne Hände brauchst du weder ein gereinigtes Gesicht noch saubere Hände.

Bevor du loslegst, möchte ich dir gern einige wichtige Hinweise sowie Tipps mitgeben, damit du nicht nur das Beste aus deiner Gesichtsyogapraxis herausholst, sondern damit diese auch sicher für dich ist. Gesichtsyoga ist grundsätzlich eine einfache Technik. Trotzdem kann man manches falsch machen, was zu Schmerzen oder sogar zu vermehrter Faltenbildung führen kann.

Das brauchst du: Vorbereitung und Hinweise

Für die Gesichtsyogapraxis brauchst du nur täglich 15 bis 20 Minuten Zeit und deine Hände. Zudem empfehle ich dir einen Kosmetikspiegel, den du in Augenhöhe vor dir aufstellen solltest. So kannst du die Handgriffe in deinem Gesicht besser kontrollieren und gewährleisten, dass du die Übungen korrekt ausführst. Für die Vorbereitung benötigst du ein Reinigungsöl, ein Waschgel und ein Feuchtigkeitsserum.

Ziehe dich für deine Gesichtsyogapraxis zurück und konzentriere dich ganz auf dich und dein Gesicht. Indem du das tust, stärkst du intensiv die Muskel-Gehirn-Verbindung und wirst noch ausgeprägtere Effekte wahrnehmen. Deine Gesichtsmuskeln reagieren dann schneller auf die kräftigenden Übungen und der Entspannungseffekt ist wesentlich größer. Daher empfehle ich, die Übungen nicht stehend im Badezimmer zu machen (auch wenn du das tun kannst), sondern bequem sitzend an einem Ort, an dem du ungestört bist. Das heißt nicht, dass du die Übungen immer in diesem Rahmen praktizieren musst, aber der bewusste Rückzug hat viele Vorteile und schafft einen Raum, der dir erlaubt, dich völlig aus dem Alltag zu lösen.

Reinige dein Gesicht vor deiner Praxis mit einem Reinigungsöl und einem Waschgel. Das solltest du vor allem abends tun, um Make-up, Sonnenschutz, Pollen, Staub etc. gründlich zu entfernen. Morgens genügt es, das Gesicht mit klarem, lauwarmem Wasser zu waschen. Anschließend trägst du ein Feuchtigkeitsserum auf. Diese beiden Schritte sind die perfekte Grundlage für die Übungen, da deine Finger Halt auf deiner Haut brauchen; vor allem bei den kräftigenden Einheiten ist das wichtig.

Das Serum sollte deine Haut zudem so gut mit Feuchtigkeit versorgen, dass du keine Trockenheit oder Rauigkeit mehr spürst. Für die Gesichtsyogapraxis mit den Händen brauchst du also kein Öl und auch keine reichhaltige Creme. Optional kannst du vor dem Serum zusätzlich ein Rosenwasserspray oder ein anderes hochwertiges, biologisches Hydrolat aufsprühen, da es Feuchtigkeit spendet, den pH-Wert reguliert und die Haut beruhigt. Achte darauf, ein reines Hydrolat in Bioqualität zu verwenden.

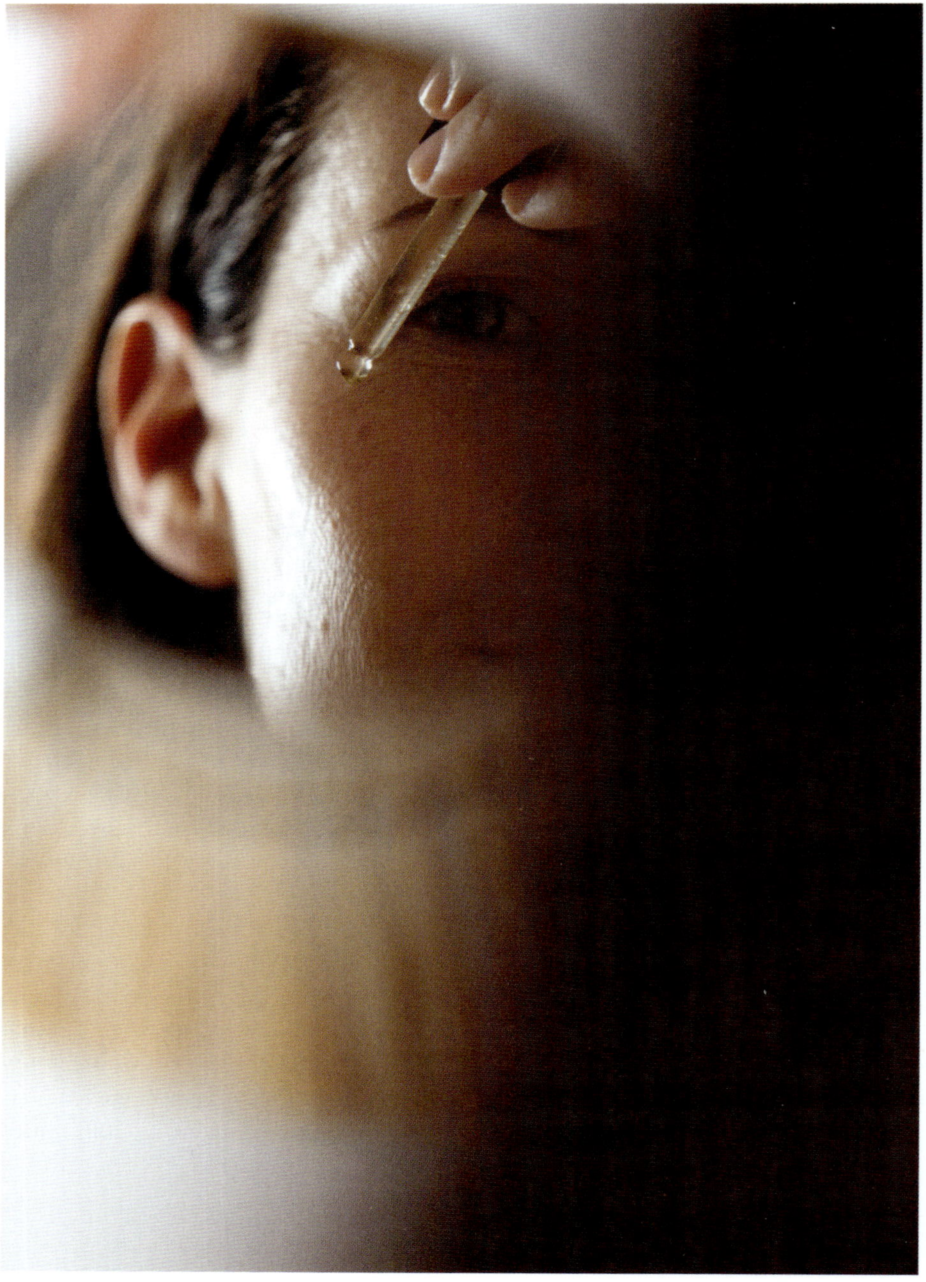

Reinigung des Gesichts

Deine Haltung beim Gesichtsyoga

Richte deine Haltung wie im Folgenden beschrieben aus, bevor du mit deinen Übungen beginnst, um anzukommen und dich bewusst mit deinem Atem zu verbinden. Unser Atem ist so viel mehr als nur eine automatische Körperfunktion. Sie ein zentrales Steuerinstrument für unser vegetatives Nervensystem. Die Art, wie wir atmen, ob flach, tief, schnell oder langsam, beeinflusst ganz unmittelbar, ob unser Körper im Stress- oder Entspannungsmodus ist. Der tiefe und ruhige Atem gibt dem Nervensystem Sicherheit und senkt die Herzfrequenz und die Produktion von Cortisol. Somit reduzieren sich Entzündungsprozesse im Körper, die Sauerstoffversorgung der Zellen erhöht sich und du hast mehr Energie.

Versuche für die Gesichtsyogapraxis diese Haltung einzunehmen:

- Setze dich bequem auf einen Stuhl, auf den Boden oder deine Yogamatte und erde deine Sitzbeinhöcker. Spüre dabei, wie du dein Gewicht abgeben kannst.

- Kippe dein Becken sanft nach hinten und rolle deine Schultern nach hinten und unten. Ziehe die Schulterblätter aufeinander zu und schiebe sie nach unten.

- Nimm dein Kinn nur leicht zur Brust, schiebe deinen Kopf über deine Schultern und deine Scheitelkrone nach oben. Spüre, wie du dich aufrichtest.

- Spüre vor allem die Länge deiner Wirbelsäule zwischen Becken und Kopf.

- Atme tief und entspannt durch die Nase ein und aus. Lasse deine Bauchdecke weich werden, um viel Raum für deinen Atem zu schaffen.

Am Anfang kann sich diese Haltung ungewohnt oder beinah gezwungen anfühlen. Erinnere dich dennoch immer wieder daran, sie einzunehmen, denn sie ist die Basis beim Gesichtsyoga für die Arbeit der Hände und Arme, für die Schultern und den Nackenbereich.

Nach der Gesichtsyogapraxis

Die Wirkungen der Praxis entfalten sich besonders gut, wenn du ihr nachspüren kannst. Nimm dir also nach den Übungen Zeit und spüre bewusst, wie sich dein Gesicht anfühlt. Wahrscheinlich bemerkst du vor allem Wärme, was auf die erhöhte Durchblutung hinweist. Zudem ist die Sauerstoff- und Nährstoffversorgung gesteigert. Eine leichte Rötung des Gesichts ist also völlig normal und sogar gewollt. Auch deine Muskeln fühlen sich nun anders an. Nach intensiven Einheiten spürst du die Spannung und Ermüdung der Muskeln, was dir anzeigt, dass die Übungen wirken. Vielleicht nimmst du auch die tiefe Entspannung und Ruhe wahr: Deine Stirn fühlt sich weich an und Verspannungen im Kiefer oder rund um die Augen sind gelöst. Zudem sind Schwellungen meist sofort sichtbar gemindert.

Gönne deiner Haut nach deiner Praxis von innen und außen Feuchtigkeit: Trinke ein großes Glas Wasser und trage eine Feuchtigkeitscreme oder ein Serum auf, was auf deine Hautbedürfnisse abgestimmt ist. Auch Rosenwasserspray tut direkt nach den Übungen gut und kühlt leicht. Gesichtsmasken kannst du wunderbar ebenfalls nach deiner Praxis auftragen. In der folgenden Infobox (siehe unten) findest du ein einfaches Rezept für eine Maske, die du dir zu Hause anrühren kannst.

Wenn du deine Praxis am Ende des Tages durchführst, lasse den Abend ruhig ausklingen, damit dein Gesicht die Übungen verinnerlichen kann. So stärkst du das Bewusstsein für dein Gesicht und die Muskel-Gehirn-Verbindung.

Entspannende Gesichtsmaske

Diese Maske hat klärende Eigenschaften und nur wenige Zutaten. Sie kostet viel weniger als Masken aus dem Handel, fördert die Beruhigung der Haut und reduziert Rötungen. Du brauchst:

- 2 Esslöffel Heilerde (zum Beispiel marokkanische rote Heilerde oder Heilkreide aus Rügen)
- 1 Teelöffel Arganöl
- 2 Teelöffel Aloe vera oder Rosenwasser
- warmes Wasser nach Bedarf und je nach Konsistenz der Masse

Mische alle Zutaten bis auf das Öl in einer kleinen Schüssel und lasse alles 2 bis 3 Minuten stehen, damit die Heilerde Flüssigkeit aufnehmen kann. Füge nun das Öl hinzu und rühre, bis eine homogene Masse entsteht. Trage die Maske mit einem Pinsel oder den Fingern gleichmäßig und nicht zu dick auf Gesicht, Hals und Dekolleté auf. Die Maske sollte etwa 10 bis 15 Minuten einwirken. Wasche sie mit lauwarmem Wasser ab und trage eine Pflege auf. Solltest du sehr empfindliche Haut haben, kannst du die Einwirkzeit auf 5 bis 7 Minuten verkürzen. Wende die Maske ein- oder zweimal pro Woche an.

Extratipps für den Anfang

Gerade am Anfang wird dir auffallen, dass Gesichtsyoga nicht nur dein Gesicht herausfordert, sondern auch die Arme, Schultern und den Nacken. Deine Arme werden schmerzen, sich schwer anfühlen und deine Schultern werden lautstark protestieren. Gesichtsyoga ist eine ungewohnte Anstrengung für deine obere Körperhälfte und daran darf sie sich erst gewöhnen. Neben den Schmerzen in Armen und Schultern spürst du wahrscheinlich auch mehr Anspannung im Nacken und im Bereich deiner Halswirbelsäule. Vielleicht bekommst du sogar Kopfschmerzen.

Hab Geduld

Sei geduldig mit dir, wenn es darum geht, die richtigen Muskeln im Gesicht zu aktivieren. Diese Art der Kräftigung ist neu für deine Muskulatur. Daher ist es normal, dass sich zum Beispiel die Stirn verspannt, wenn du nur den Augenmuskel trainieren willst. Achte darauf, dass du dein Gesicht entspannst und die kräftigenden Übungen nur mit wenig Intensität ausführst. Wenn du Spannungen in anderen Gesichtsregionen wahrnimmst, lasse dort bewusst los. Denn solche Spannungen führen zu erneuter Überlastung der Muskulatur und vermehrter Faltenbildung. Versuche also, bewusst nur in die zu aktivierenden Muskelpartien hineinzuspüren. Ich empfehle dir dazu, immer wieder die Augen zu schließen.

Deine mimische Muskulatur hat viele Jahre oder sogar Jahrzehnte lang auf eine bestimmte Weise gearbeitet. Sie ist immer und immer wieder denselben Weg gegangen und es wird Zeit brauchen, diese Muster aufzulösen. Setze dich daher nicht unter Druck, dass alles sofort perfekt und reibungslos funktionieren muss.

Gesichtsyoga zu erlernen, ist ein Prozess, der sich über Wochen und sogar Monate erstreckt und bei dem man auch nach Jahren noch neues in seinem Gesicht entdeckt (siehe dazu: »Wann siehst du Ergebnisse?« ab der nächsten Seite.

So schaffst du dir eine Routine

Am Anfang fällt es meist schwer, etwas Neues in den ohnehin bereits vollen und herausfordernden Alltag zu integrieren. Du fragst dich vielleicht: Wann soll ich das auch noch tun? Deswegen bekommst du hier Anregungen, die dir helfen, eine Routine aufzubauen und beizubehalten.

1. Finde dein Warum: Klarheit darüber zu haben, warum du Gesichtsyoga machen möchtest, hilft dir dabei, an den Tagen motiviert zu bleiben, an denen du wenig Zeit oder keine Ruhe für die Praxis hast. Du kannst dir ein Face-Yoga-Journal anlegen, in dem du nicht nur dein Warum notierst, sondern auch deine Fortschritte und alle guten Gefühle, die du während des Praktizierens erlebst.

2. Finde einen Wohlfühlort: Ein ruhiger Platz, an dem du dich geborgen fühlst, wird es dir viel leichter machen, für deine Praxis dorthin zurückzukehren und diese auch zu genießen. Stelle leise Musik an, zünde eine Kerze an und sei vor allem ungestört. Dieser Ort sollte außerdem verfügbar sein. Vermeide also, dass du dein Zubehör aufbauen und wieder wegräumen musst.

3. Sprich mit anderen darüber: Erzähle deiner Familie und Freunden davon oder praktiziert gemeinsam. Das schafft Verbindlichkeit und motiviert.

4. Schaffe dir neue Rituale: Zelebriere dich und dein Gesicht ganz bewusst und kreiere dir damit einen Raum, in dem du dich um den wichtigsten Menschen in deinem Leben kümmern kannst: dich selbst. Nimm diese Aufgabe ernst, denn du bist die Einzige, die genau das tun kann.

5. Verbinde die neue Gewohnheit mit einer alten: Praktiziere zum Beispiel, wenn du deine Hautpflegeroutine durchführst. So kannst du an eine bestehende Routine anknüpfen und wirst an die neue Handlung erinnert.

6. Lasse bewusst Sachen weg: Überlege dir, was du getrost aus deinem Alltag streichen kannst, um Platz zu schaffen für Face Yoga. Meist gibt es viele Dinge, die wir tagtäglich tun, aber nicht tun müssen.

7. Hör auf zu denken, dass du keine Zeit hast: Jeder von uns hat Zeit. Die Frage ist, ob du sie dir nehmen und ob du in dich und deine Selbstfürsorge investieren willst.

8. Dokumentiere deine Fortschritte: Zusätzlich zum Journal empfehle ich dir am Beginn deiner Gesichtsyogapraxis ein Foto zu machen, welches du dann mit weiteren, später aufgenommenen Fotos vergleichen kannst. Aus meiner Erfahrung sehen wir die eigenen Fortschritte im Spiegel kaum und meist ist es unser Umfeld, welches uns zuerst zurückmeldet, dass irgendetwas an uns anders sei. Ein Foto ist eine gute Möglichkeit, deine Fortschritte sichtbar zu machen.

Wann siehst du Ergebnisse?

Wann und welche Ergebnisse du siehst, ist individuell sehr unterschiedlich. Vor allem dein Alter, der Zustand deiner Haut und deine bestehenden Falten werden das Resultat maßgeblich beeinflussen. Solltest du bisher kaum Falten haben, werden die Effekte andere sein, als wenn sich bereits ein ausgeprägtes Faltenbild zeigt. Aber egal an welchem Punkt zu beginnst: Das Schönste ist, dass sich Gesichtsyoga um DEIN Gesicht legt und dein individueller Ausdruck betont wird. Stelle es dir vor wie eine regelmäßige Sportroutine. Auch diese wird unterschiedliche Ergebnisse bringen, die von Person zu Person variieren. Vergleiche dich und deinen Fortschritt also nicht mit dem von anderen, sondern orientiere dich nur an dir selbst.

Die folgenden Wochen- und Monatsangaben sind daher nur Richtwerte zur Orientierung. Lasse sie eine sich selbst erfüllende Prophezeiung für das sein, was du erreichen möchtest. Denn Ergebnisse erhältst du nur, wenn du über diesen Zeitraum hinweg regelmäßig für die empfohlene Dauer und in der empfohlenen Häufigkeit praktizierst. Dann stellen sich nachhaltige Veränderungen ein, die du sehen und spüren wirst.

Nach der ersten Anwendung

- Du spürst ein sanftes Kribbeln und die erhöhte Durchblutung in deinem Gesicht zeigt sich durch eine rosige Hautfarbe.

- Augenringe hellen sich auf, da sauerstoffreiches Blut heller ist als sauerstoffarmes Blut, was deinen Blick wacher und frischer erscheinen lässt.

- Schwellungen werden reduziert und vor allem im Augenbereich kannst du nach einer Anwendung mit weniger Lymphstau rechnen.

- Du spürst die Aktivität deiner Gesichtsmuskeln durch sanftes Ziehen oder eine deutlich wahrnehmbare Spannung. Besonders im Wangenbereich spürst du die Kräftigungsübungen bereits nach einer Anwendung.

Nach ein bis vier Wochen

- Dein Hautbild wird ebenmäßiger und feiner.

- Die Elastizität deiner Haut nimmt zu und erste Fältchen werden gemildert.

- Du spürst mehr Kontrolle über deine Gesichtsmuskulatur; nicht nur während der Übungen, sondern auch tagsüber, wenn du dich dabei ertappst, wie du die Stirn unwillkürlich verspannst. Du kannst sie bewusst loslassen.

- Die stressreduzierenden Wirkungen werden spürbar. Die bewusste Konzentration auf deine Atmung lässt dich auch im Alltag achtsamer und tiefer atmen.

- Dein Schlaf verbessert sich, weil du Spannungen in deinem Gesicht abbaust.

Nach zwei bis drei Monaten

- Du siehst bereits eine deutliche Reduktion von Falten. Besonders Stirn- und Zornesfalten glätten sich.

- Deine Gesichtskonturen werden sichtbarer. Das heißt, deine Wangenknochen und Kinnlinie definieren dein Gesicht und lassen es straffer wirken.

- Dein Bindegewebe, also die kollagenen und elastinen Strukturen, gewinnt an Festigkeit, was deinem Gesicht Elastizität und Spannkraft zurückgibt.

- Abgesackte Strukturen im Bereich der Wangen oder Schlupflider heben sich an. Dein Gesicht sieht frischer und beinahe geliftet aus.

Die beschriebenen Effekte verstärken sich über den Zeitraum von zwölf Wochen hinaus. Zwölf Wochen sind jedoch notwendig, um deine Praxis zu festigen und nachhaltige Ergebnisse zu erzielen. Entscheidend für den langfristigen Erfolg ist das sogenannte Muskelgedächtnis, denn unsere Muskeln können Bewegungen, die sie immer wieder ausführen, speichern. Die Bewegungen werden präziser und kraftvoller. Zudem wird deine Mimik bewusster, deine Gesichtszüge werden weicher und entspannter.

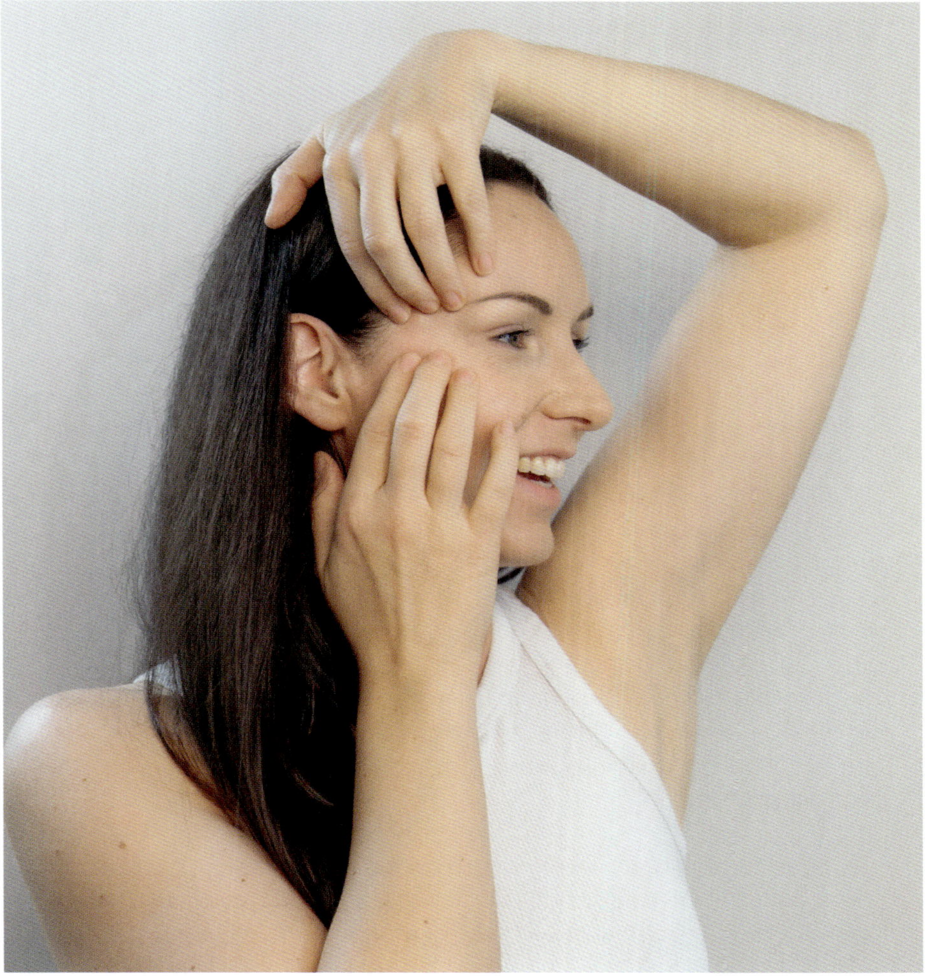

Entspannte Gesichtszüge

Deine zehn Regeln für die Gesichtsyogapraxis

1. Beginne immer mit einem sauberen Gesicht und sauberen Händen sowie einer mit Feuchtigkeit versorgten Haut.

2. Führe alle Übungen stets nur mit sanftem Druck aus und beende Übungen, wenn du stechende, stark ziehende Schmerzen wahrnimmst.

3. Achte während deiner Praxis auf deine Haltung.

4. Komme bewusst in Kontakt mit deiner Atmung und lass dich von ihr begleiten. Die Atmung strömt während deiner Praxis sanft und tief durch die Nase ein und aus.

5. Regelmäßigkeit ist wichtiger als die Länge deiner Praxis, denn auch 10 Minuten jeden Tag sind wirkungsvoller, als wenn du einmal pro Woche 60 Minuten am Stück praktizierst.

6. Entspanne dein Gesicht beziehungsweise die Regionen deines Gesichts, die du gerade nicht trainierst. So lernst du, deine Gesichtsmuskulatur in sehr beanspruchten Regionen loszulassen und zu entspannen.

7. Suche dir einen Ort, an dem du ungestört praktizieren kannst, um in Kontakt mit deinem Gesicht zu kommen.

8. Plane feste Zeiten für deine Praxis ein und schaffe dir ein starkes Warum. Warum willst du mit Gesichtsyoga beginnen und vor allem dabeibleiben?

9. Trinke ausreichend Wasser und unterstütze deine Haut von innen durch eine nährstoffdeckende Ernährung und ausreichend Proteine. So kann dein Körper beispielsweise Kollagen und Elastin bilden, was die Haut elastisch und aufgepolstert hält.

10. Sei liebevoll und wohlwollend zu dir. Was so einfach klingt, ist meist das Schwerste. Wir sind unsere größte Kritikerin und dürfen lernen, uns an die erste Stelle zu setzen und einen liebevollen Umgang mit uns zu pflegen.

Kontraindikationen

Obwohl Gesichtsyoga beinahe uneingeschränkt von jedem durchgeführt werden kann, gibt es trotzdem Anzeichen und Bedingungen, bei denen du deine Praxis anpassen oder pausieren solltest. Das können beispielsweise akute Erkrankungen oder Verletzungen sein. Die folgenden Erläuterungen sollen deiner sicheren Praxis dienen. Sie helfen dir, Risiken zu minimieren. Und nicht jeder Umstand muss bedeuten, dass du gar kein Gesichtsyoga machen darfst. Solltest du Zweifel haben, ob die Kontraindikationen auf dich zutreffen, empfehle ich dir, deinen behandelnden Arzt oder deine behandelnde Ärztin zu konsultieren.

- Entzündungen oder Infektionen des Gesichts: Herpes, akute Akne oder bakterielle Infektionen der Haut
- frische ästhetische oder andere operative Eingriffe: Botox, Filler, Liftings, Microneedling oder kosmetische oder andere Operationen (Zähne)
- frische Narben oder Wunden
- Erkrankungen des Kiefergelenks oder der Halswirbelsäule: craniomandibuläre Dysbalancen, Bandscheibenvorfälle, vergangenes Schleudertrauma (oder Ähnliches), Arthrosen, akute Verspannungen oder Instabilitäten
- akute Migräne oder Clusterkopfschmerzen
- neurologische Erkrankungen oder Faszialparese
- schwere Hauterkrankungen oder Hautkrebs, Tumorerkrankungen im Kopf-Hals-Bereich
- psychische Erkrankungen, bei denen die Wahrnehmung des Körperbildes gestört ist
- Ödeme oder Bluthochdruck in der Schwangerschaft
- akute Infekte und Fieber
- Alter: Grundsätzlich ist Gesichtsyoga eine sanfte Praxis und eignet sich mit seinen lösenden und entspannenden Komponenten auch für Personen unter achtzehn Jahren. Die starke Kräftigung der Muskulatur sollte erst im Erwachsenenalter (ab achtzehn Jahren) durchgeführt werden. Individuelle Unterschiede gilt es zu bedenken.

Bestimmt möchtest du jetzt selbst mit den Übungen beginnen und spüren, wie kraftvoll Gesichtsyoga wirkt. Fangen wir also an!

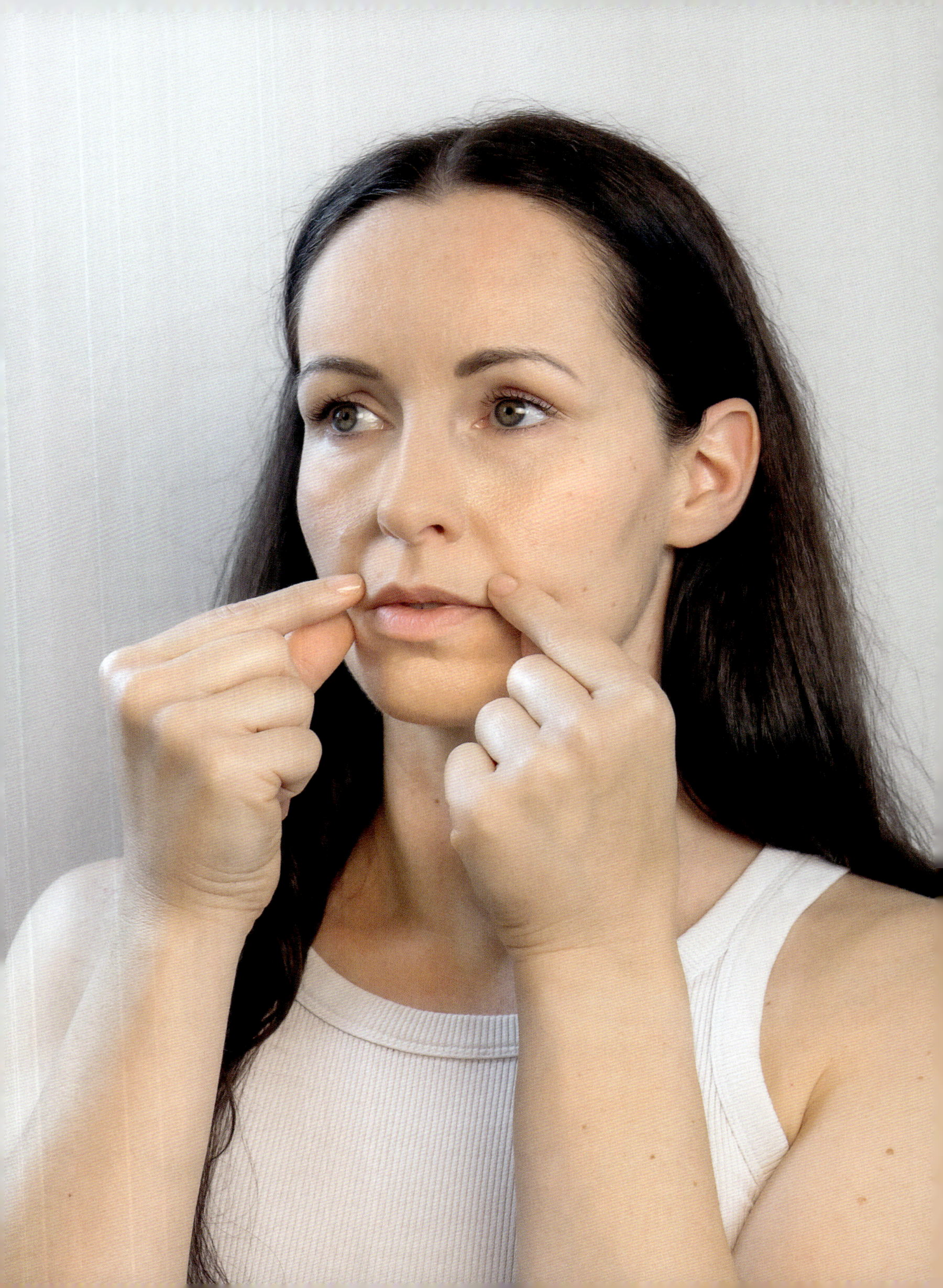

WIE DU FACE YOGA ANWENDEST

So benutzt du den Übungsteil

Im Übungsteil erhältst du ausführliche Erklärungen zu allen Übungen. Das soll dich dabei unterstützen, Schritt für Schritt eine sichere und wirkungsvolle Gesichtsyogaroutine aufzubauen. Du lernst nicht nur alle Techniken im Detail, sondern auch, worauf du während der Durchführung achten solltest und welche Wirkungen die Übungen haben. Nimm dir bewusst Zeit, diesen Abschnitt in Ruhe durchzuarbeiten, denn er ist die Basis für deine technisch einwandfreie Praxis. Meine Empfehlung an dich ist, pro Tag eine Gesichtsregion aus diesem Kapitel zu üben. Zum Beispiel beginnst du in der Lektion für die Stirn, am folgenden Tag praktizierst du für die Augen und nach fünf Tagen hast du alle Übungen kennengelernt. Du entwickelst so nach und nach ein Verständnis dafür, wo deine Finger liegen müssen, wie sich die Bewegungen anfühlen und wo du Begrenzungen in deinem Gesicht und im Hals- und Nackenbereich wahrnehmen kannst. Erst wenn du die Übungen aus diesem Teil beherrschst, empfehle ich dir, die Routinen und Sequenzen aus dem nächsten Kapitel (ab Seite 89) zu praktizieren.

Aufwärmübungen

Die Lymphöffnung und Mobilisierung des Kopfes

Bevor du mit den Face-Yoga-Übungen beginnst, empfehle ich dir Aufwärmübungen für den Nacken, die Schultern und eine Aktivierung des Lymphsystems. Das hilft dir, Verspannungen im Hals- und oberen Rückenbereich zu lösen und den Abtransport von Stoffwechselrückständen und eingelagerter Flüssigkeit anzuregen. So werden Schwellungen reduziert und die Konturen deines Gesichts werden sichtbarer. Gleichzeitig kannst du damit bereits zu Beginn deiner Praxis die Nährstoff- und Sauerstoffversorgung deines Gesichts verbessern und die optimale Grundlage für die aktivierenden und lösenden Handgriffe legen.

Lymphe öffnen

Wirkung: reduziert Schwellungen im Bereich der Augen, der Nase und des ganzen Gesichts

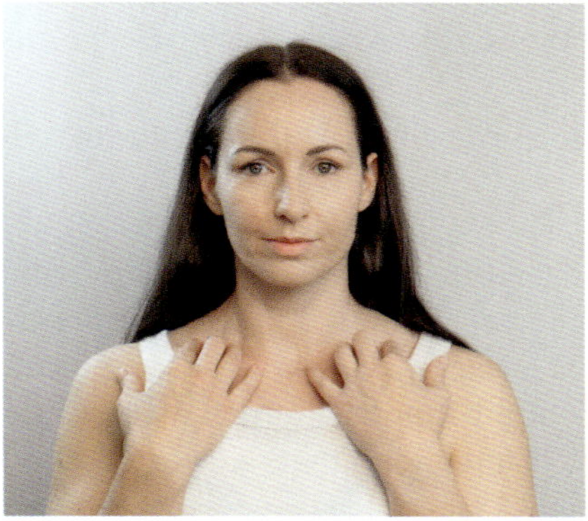

Lymphöffnung an den Schlüsselbeinen

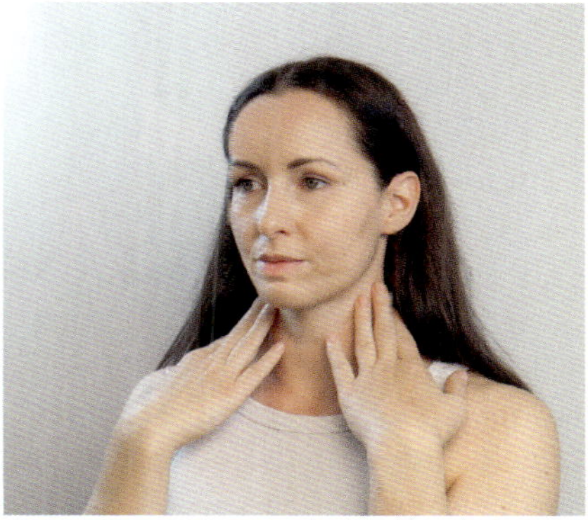

Lymphöffnung am Hals

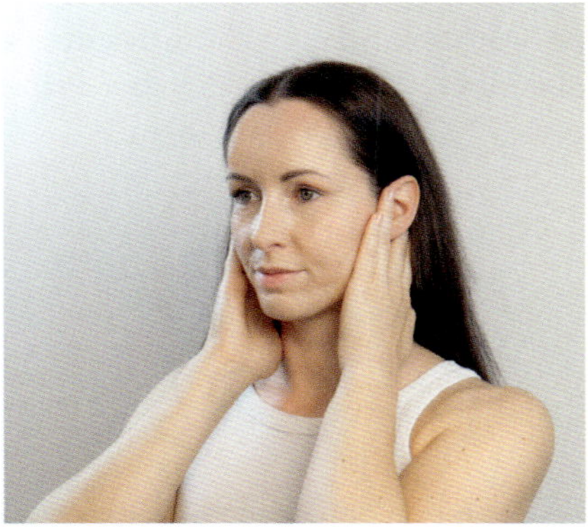

Lymphöffnung vor und hinter den Ohren

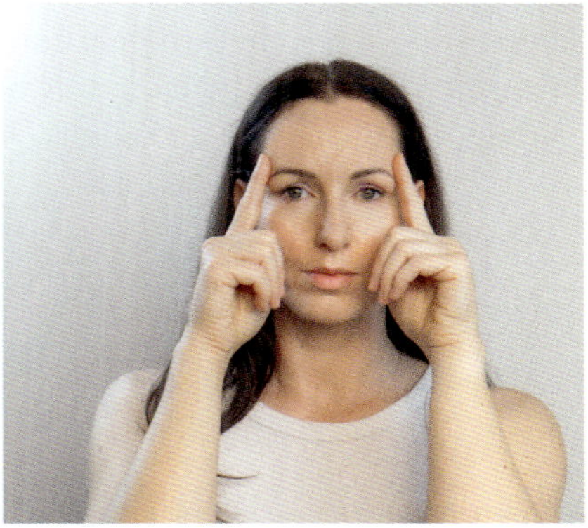

Lymphöffnung im Bereich der Augen

- Setze dich aufrecht und bequem hin und lege deine Fingerspitzen in die Vertiefungen über deinen Schlüsselbeinen.
- Übe einen federleichten und sanft pulsierenden Druck aus und wandere so langsam entlang der Schlüsselbeingrube nach außen und wieder zurück.
- Streiche mit den flachen Händen vom Bereich hinter den Ohrläppchen sanft über die Halsseiten nach unten Richtung Schlüsselbein. Stelle dir dabei vor,

dass deine Hände große Federn sind.
- Forme mit den Händen ein V und streiche vor und hinter dem Ohr federleicht nach unten bis in die Schlüsselbeingrube.
- Zum Abschluss wanderst du zu den Augen und streichst mit beiden Zeigefingern kreisförmig und sanft um die Augenpartie herum. Beginne zwischen den Augenbrauen.
- Streiche über die Augenbrauen nach außen und unter den Augen wieder zurück zur Mitte.
- Wiederhole diese kreisenden Bewegungen. Jeden der Handgriffe machst du für circa 30 Sekunden.

Das solltest du beachten: Nutze nur ganz sanften Druck und federleichte Streichbewegungen, wenn du mit den Lymphen arbeitest, denn das Lymphsystem liegt direkt unter der Hautoberfläche. Deswegen sind schon zarte Stimulationen effektiv, wenn es darum geht, die Lymphbahnen zu öffnen. Ziehe oder schiebe die Haut also nicht, sondern lasse die Hände und Finger gewichtslos auf der Haut gleiten und genieße die Streicheleinheiten.

Das spürst du: Während du pulsierst und streichst, wirst du vielleicht einen sanften Sog oder ein Kribbeln im Brustraum wahrnehmen. In diese Richtung fließt die Lymphflüssigkeit aus dem Schlüsselbeinbereich. Mache dir aber keine Sorgen, falls du dies nicht spürst. Die Aktivierung funktioniert trotzdem.

In der nächsten Übung wärmst du Schultern, Nacken und Hals auf.

Schultern kreisen und Kopf mobilisieren

Wirkung: verbessert die Haltung, löst Verspannungen im Bereich der Schultern, des Nackens und des Halses und reguliert durch die bewusste Atmung das Nervensystem

- Nimm einen aufrechten Sitz ein und rolle die Schultern großzügig von vorn nach oben Richtung Ohren und von dort aus nach hinten und unten. Ziehe deine Schulterblätter aufeinander zu und bewege sie sanft nach unten.
- Atme beim Nach-oben-Rollen tief durch die Nase ein und beim Nach-hinten-Rollen tief durch die Nase oder den Mund aus. Wiederhole das fünf- bis siebenmal.

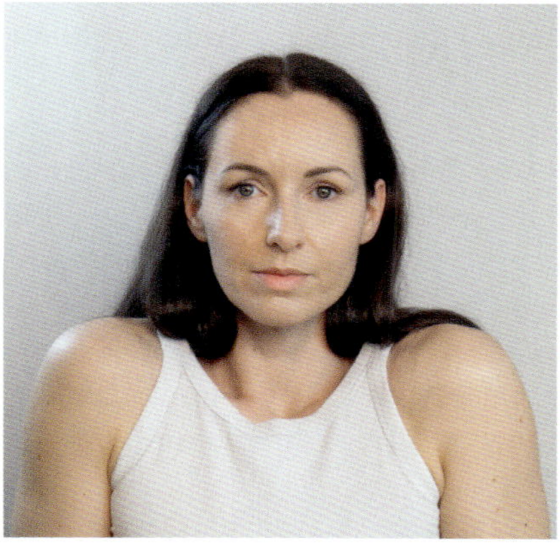

Schultern kreisen

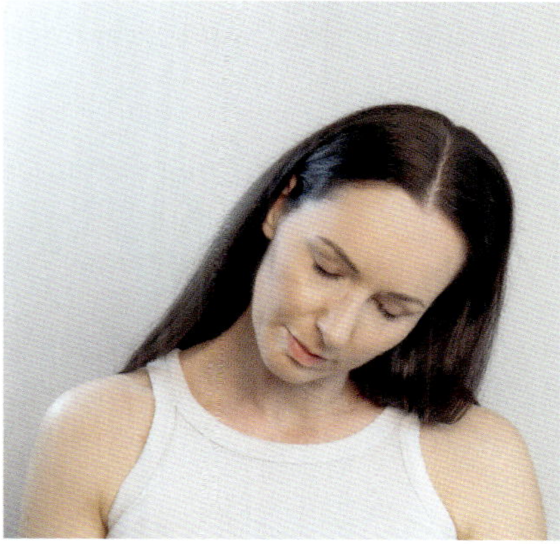

Kopf hin und her wiegen

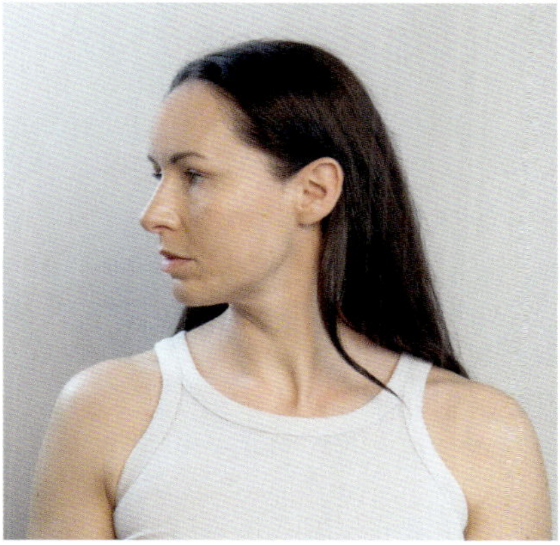

Kopf kreisen

- Nimm dann deinen Kopf zur Brust und wiege die Scheitelkrone hin und her. Lasse diese Bewegungen sanft und mühelos sein.
- Wiederhole dies fünf- bis siebenmal.
- Zum Abschluss kreist du deinen Kopf von Schulter zu Schulter und malst dabei in der Luft mit deiner Nase einen Halbkreis. Kreise fünfmal nach links und fünfmal nach rechts.

Das solltest du beachten: Solltest du eine Vorschädigung der Halswirbelsäule haben, übe besonders vorsichtig und halte die Bewegungen klein. Kreise die Schultern nach hinten, lasse deinen Kopf nur nach vorn hängen und wippe leicht hin und her. Solltest du irgendwo Schmerzen verspüren, beendest du die Übung jederzeit.

Das spürst du: Durch die Verbindung mit deiner Atmung kommst du zur Ruhe. Die Schultern und der Kopf bewegen sich in ihre natürliche Position, was deine Haltung verbessert und deinen Nacken entspannt.

Auch Entspannungsübungen gehören zum Face Yoga. Du kannst die folgende Technik auch gesondert praktizieren oder als kleines Warm-up vor deiner Gesichtsyogapraxis, wenn du eine Abwechslung zur klassischen Lymphöffnung suchst.

Tapping: Entspannung in 3 Minuten

Wann und wofür: Das Tappen mit den Fingern ist eine der einfachsten und gleichzeitig wirkungsvollsten Methoden, um das Gesicht von Spannung zu befreien und damit effektiv Stress zu mildern. Es regt zusätzlich den Lymphfluss an und erhöht die Durchblutung. Das sanfte und rhythmische Klopfen mit den Fingern beruhigt das Nervensystem und entspannt außerdem die Muskulatur, sodass du Spannung aus einer bestimmten Gesichtsregion herausklopfen kannst. Wiederhole diese Sequenz zu jeder Zeit, wenn dich die Hektik des Tages einholt, du also das Gefühl hast, dich kurz besinnen und wieder erden zu wollen.

- Setze dich aufrecht hin und nimm dir zuerst einen Moment, um mit geschlossenen Augen dreimal tief durch die Nase ein- und auszuatmen. Optional kannst du durch den Mund ausatmen, um so Stress und Anspannung aus dem Körper und dem Gesicht loszulassen.

- Lasse deine Schultern nach hinten unten kreisen und schiebe deine Schulterblätter aufeinander zu.

- Jede Region, über die wir uns bewegen, solltest du etwa 10 bis 20 Sekunden abklopfen. Nutze hierfür die Fingerspitzen beider Hände. Diese klopfen gleichmäßig und rhythmisch. Nutze die Intensität, die sich für dich richtig anfühlt, und verlasse dich auf deine Intuition. Je nach Tagesverfassung kann die Stärke durchaus variieren.

- In dieser Reihenfolge klopfst du:
  - Schlüsselbeine, Schultern und Dekolleté
  - Halsseiten und der Bereich unter der Kinnlinie (spare die Halsvorderseite aus)
  - Wangenbereich zwischen Wangenknochen und Kinnlinie einschließlich Kiefer, Lippen und Nase
  - unterer Augenbereich und die Schläfen
  - Augenbrauen, Stirn und Zornesfaltenbereich
  - Haaransatz und gesamte Kopfhaut bis zum Nacken

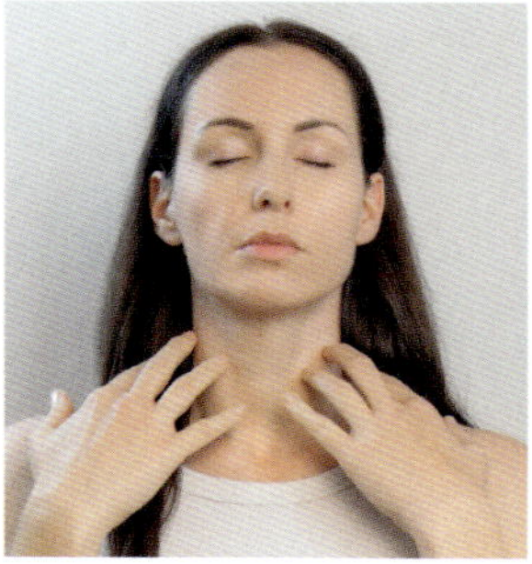

Klopfen am Hals

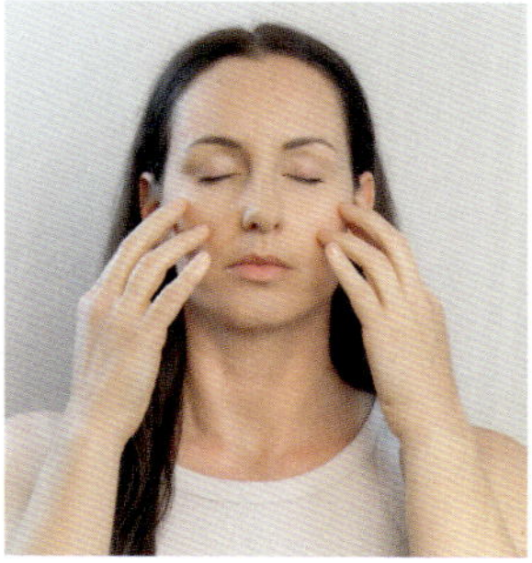

Klopfen zwischen Kinnlinie und Augen

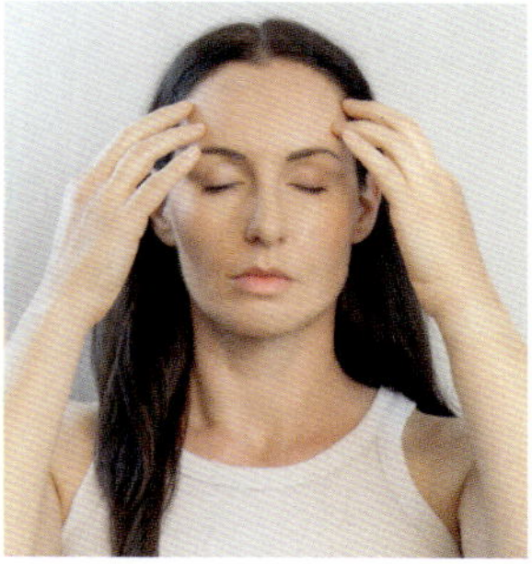

Klopfen auf der Stirn

- Spüre dem Klopfen noch für drei tiefe Atemzüge nach. Lege dabei die Hände auf dein Herz und nimm das gleichmäßige Schlagen deines Herzens ebenso wahr wie das Kribbeln und die Wärme, die du mit dem Klopfen kreiert hast.

Übungen für die verschiedenen Gesichtsregionen

Nachdem du die Aufwärmübungen durchgeführt hast, kannst du mit den Übungen für die verschiedenen Regionen in deinem Gesicht beginnen.

Stirn

Die Stirn ist oft verspannt, deswegen gibt es zahlreiche Übungen im Face Yoga, um diesen Bereich inklusive der Augenbrauen und der Kopfhaut zu lockern und zu lösen.

Stirn ausstreichen

Wirkung: reduziert horizontale Stirnfalten und hat außerdem positiven Einfluss auf Zornesfalten

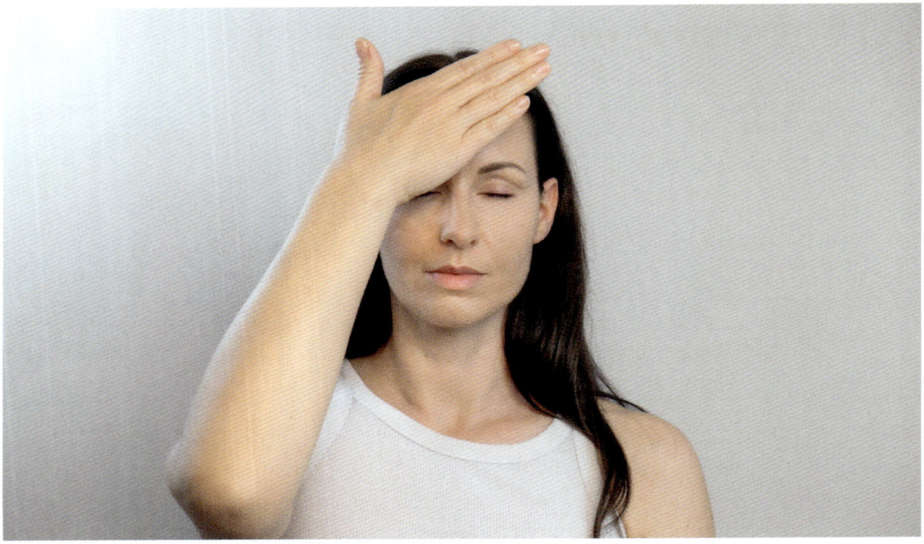

- Massiere mit flachen Händen aus der Mitte der Stirn nach außen Richtung Schläfenbereich und Haaransatz. Streiche mit sanftem Druck zuerst auf der linken und dann auf der rechten Stirnseite, sodass du den dünnen Muskel unter den Handflächen spüren kannst. Löse deine Stirn auf diese Weise für 1 Minute.

Das solltest du beachten: Wenn du zu stark gegen deine Stirn drückst, kann sich dein Nacken verkrampfen und deine Arme erlahmen schnell. Spüre unter den Handflächen vor allem deine Haut und die dünne Muskelschicht der Stirn. Nimm dein Kinn zur Brust, um den Nacken zu lockern.

Das spürst du: Je länger du massierst, umso mehr nimmst du die Entspannung und Öffnung deiner Stirn wahr. Zudem glättet sich die Haut, da die Massage einen leichten Peelingeffekt auf die oberste Hautschicht hat.

Stirn-Faust-Massage

Wirkung: reduziert horizontale Stirnfalten und kann Kopfschmerzen lindern

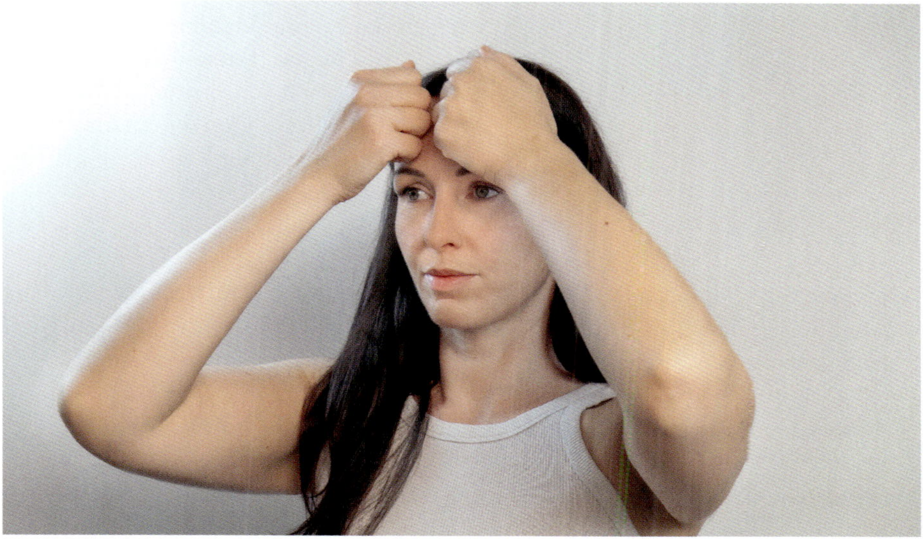

- Mache mit beiden Händen Fäuste, nimm den flachen Teil zwischen den Knöcheln und setze diese auf deiner Stirn auf.

- Nimm dein Kinn leicht zur Brust und beginne, den Kopf unter den Knöcheln hin und her zu bewegen. Massiere deine Stirn so für 1 Minute.

Das solltest du beachten: Lasse die Bewegung des Kopfes sanft schwingend sein und drücke die Fäuste nicht zu stark gegen den Kopf.

Das spürst du: Mit dieser Massage spürst du die Unebenheiten und Verspannungen in deiner Stirn besonders gut. Nimm sie wahr und lasse sie noch bewusster gehen, während du massierst.

Stirnlifting

Wirkung: glättet die Stirn und hebt deine Augenbrauen

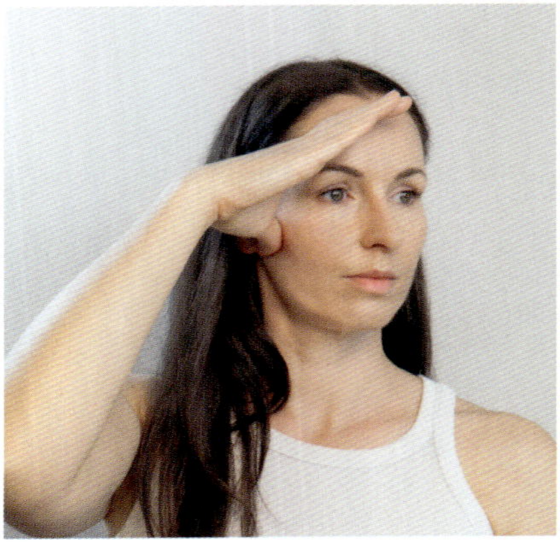

- Lege die Innenseiten deiner Hände zwischen dem äußeren Teil deiner Augenbrauen und dem Haaransatz auf. Die Zeigefinger umarmen dabei deine Stirn, während deine Daumen vor den Ohren liegen. Lasse deine Schultern bewusst nach hinten gleiten und die Ellenbogen entspannt nach außen geöffnet.

- Schiebe die Hände nach oben, um Augenbrauen und Stirn anzuheben. Richte den Blick kraftvoll nach unten Richtung Oberschenkel, wobei du den Kopf nach vorn ausgerichtet lässt.

- Halte diese Position für 10 bis 20 Sekunden und wiederhole sie zweimal.

Das solltest du beachten: Schiebe die Hände nach oben, statt sie gegen die Stirn zu drücken, da sich sonst wahrscheinlich dein Nacken verspannt. Das Kinn bleibt während der Übung parallel zum Boden. Senke nur den Blick, nicht aber den Kopf nach unten und lasse außerdem deine untere Gesichtshälfte entspannt.

Das spürst du: Am Übergang zwischen Augenbrauen und Oberlid nimmst du eine Dehnung wahr, die sich verstärkt, wenn du den Blick noch intensiver nach unten richtest.

Zornesfalten ausrollen und Augenbrauen kneifen

Wirkung: reduziert Zornesfalten und Schlupflider

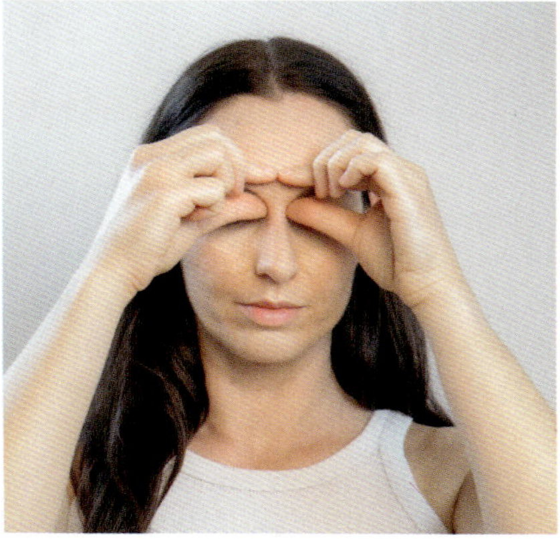

Zornesfalten ausrollen

- Lege beide Daumen neben die Nasenwurzel und die Zeigefinger zwischen deine Augenbrauen. Beginne nun, den Muskel zwischen deinen Augenbrauen sanft von oben nach unten auszurollen. Die Daumen unterstützen die massierenden Bewegungen.

- Massiere den Bereich zwischen deinen Augenbrauen für mindestens 1 Minute; falls er sehr verspannt ist, gern auch länger.

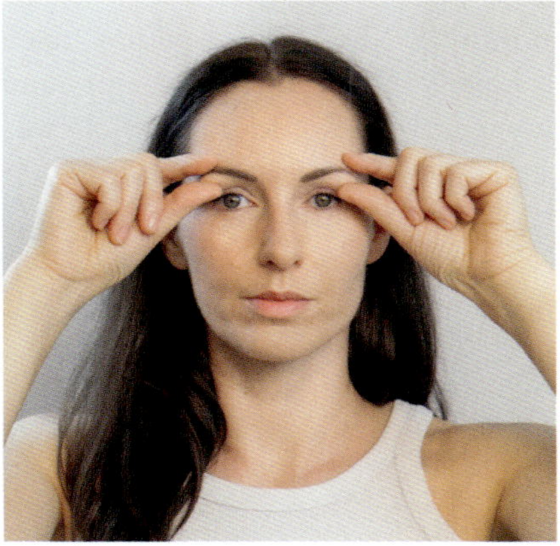

Augenbrauen kneifen

- Im zweiten Schritt nimmst du Daumen und Zeigefinger und kneifst dich entlang der Augenbrauen nach außen. Beginne dabei am inneren Augenbrauenrand und bewege dich Zentimeter für Zentimeter, bis du das Ende deiner Braue erreicht hast.

- Bewegew dich zurück in die Mitte und wiederhole diesen Handgriff für 1 Minute.

Das solltest du beachten: Verwende immer nur wenig Druck und stelle dir vor, dass du etwas Zerbrechliches und Wertvolles unter deinen Fingern massierst. Wenn der Muskel sehr verspannt ist, tendierst du vielleicht dazu, ihn zu intensiv lösen zu wollen. Das Ergebnis ist jedoch eine Gegenspannung statt einer Entspannung. Auch das Kneifen entlang der Augenbrauen sollte sanft erfolgen.

Das spürst du: Während du massierst, öffnet sich der Bereich zwischen deinen Augenbrauen und kann loslassen. Die Entspannung der Augenbrauen sorgt dafür, dass deine Stirn nicht mehr so schwer auf deinen Augenbrauen liegt, was zusätzlich Kopfschmerzen reduzieren kann.

Kopfhautmassage

Wirkung: hält die Kopfhaut beweglich und liftet dein Gesicht indirekt

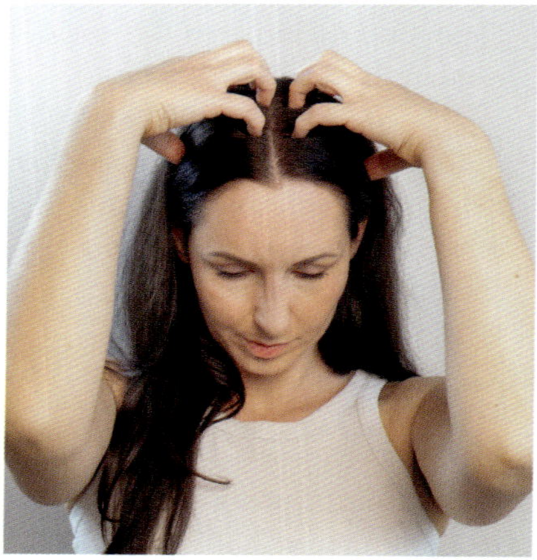

- Lege die Fingerspitzen am Haaransatz auf und beginne, dort zu kreisen.
- Kreise 20 bis 30 Sekunden in die eine Richtung und 20 bis 30 Sekunden in die andere.
- Bewege die Fingerspitzen nach hinten Richtung Kopfhaut und wiederhole die kreisenden Bewegungen auf deinem Oberkopf.
- Bewege die Finger langsam weiter nach hinten und massiere auch die Bereiche über den Ohren und Richtung Nacken.
- Diese Massage darf insgesamt 5 bis 6 Minuten dauern.

Das solltest du beachten: Versuche, möglichst alle Bereiche deiner Kopfhaut zu massieren und nichts auszulassen. Vor allem den Bereich am Hinterhaupt, am Ende deiner Halswirbelsäule, solltest du intensiv massieren. Hier sitzt ein Muskel, der die Stirn glättet.

Das spürst du: Ein sanftes Kribbeln bis hin zu einem intensiven Jucken der Kopfhaut kann sich während der Massage zeigen. Auch schmerzhafte Punkte kannst du ertasten. Diese darfst du eingehender lösen und dort länger verweilen.

Augen

Um die Augen herum gibt es viele kleine, zarte Muskeln. Mit den folgenden Übungen erfahren sie Entspannung, außerdem werden unter anderem Krähenfüße reduziert, Schlupflider gemildert und die Oberlider gestrafft.

Brauenpresse

Wirkung: liftet die Augenbrauen, reduziert Schlupflider und öffnet den Blick

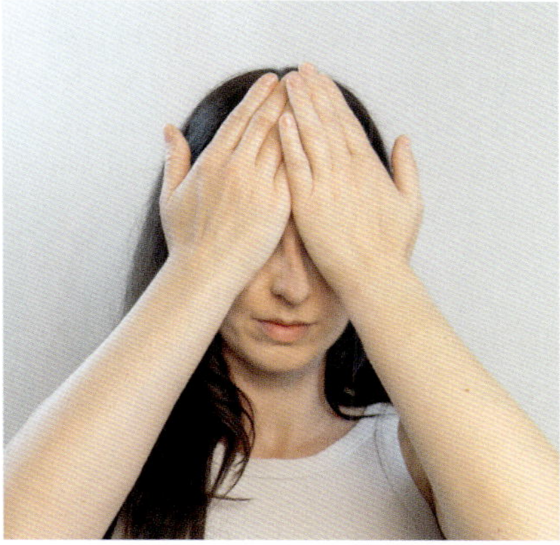

- Entspanne zuerst deine Stirn, indem du die Muskulatur deiner Augenbrauen bewusst loslässt.
- Lege die flachen Hände auf Augenbrauen und Stirn auf.
- Schiebe deine Hände sanft nach außen und oben, sodass sich der Bereich zwischen deinen Augenbrauen glättet und sich die Augenbrauen anheben.
- Entspanne Schultern und Arme. Schließe deine Augen kraftvoll und vollständig gegen die Bewegung der Hände.
- Halte die Kontraktion für 10 bis 20 Sekunden und wiederhole noch zweimal.

Das solltest du beachten: Versuche, dich nicht zu verbeißen: Löse immer wieder die Zahnreihen voneinander und lasse die Lippen leicht geöffnet. Dein Atem fließt entspannt durch die Nase ein und aus, der Nacken ist aufgerichtet.

Das spürst du: Wenn du deine Augen intensiv schließt, spürst du die Kontraktion direkt unter deinen Handflächen. Ein sanftes Zittern oder Vibrieren kann dir anzeigen, dass die Muskulatur arbeitet. Möglicherweise benötigt es etwas Übung, bis du die Aktivität des Muskels auf diese Weise wahrnimmst.

Schlupflider reduzieren

Wirkung: reduziert Schlupflider und strafft den Oberlidbereich

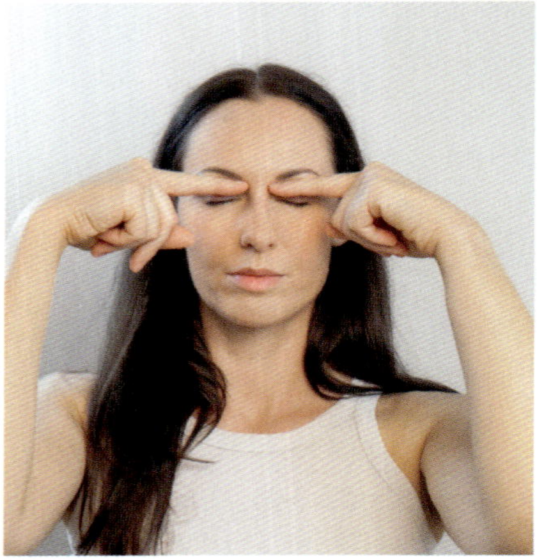

- Lege deine Zeigefinger parallel zum Boden unter deinen Brauenbogen. Die Zeigefingerspitzen zeigen Richtung Nasenwurzel. Die Ellenbogen sind weit und deine Schultern bleiben entspannt.

- Schiebe die Zeigefinger sanft nach oben und schließe kraftvoll die Augen. Du solltest die Kontraktion des Muskels deutlich unter deinen Fingern spüren.

- Halte das kraftvolle Schließen der Augen für 10 bis 20 Sekunden und streiche danach mit den Fingerspitzen sanft deine Stirn aus: Gehe von der Mitte der Stirn nach außen, bis du den Haaransatz erreichst.

- Massiere für circa 30 Sekunden, um die Stirn zu entspannen.

Das solltest du beachten: Lege deine Finger auf keinen Fall auf den Augapfel, sondern immer direkt unter den Brauenbogen, sodass du den knöchernen, oberen Teil deiner Augenhöhle spüren kannst. Mache dir keine Sorgen, wenn du das Zittern oder das Vibrieren des Muskels dort noch nicht sofort bemerken kannst. Du nutzt den Muskel auf diese Weise im Alltag nie. Er darf sich somit an die neue und kraftvolle Aktivierung gewöhnen.

Das spürst du: Diese Übung hebt den oberen Teil der Augen deutlich an. Das macht sich in einem kleinen Soforteffekt bemerkbar. Die Augen sind jetzt offener und die Augenbrauen drücken nicht mehr so schwer auf die Augen.

Katzenaugen

Wirkung: glättet den äußeren Teil der Augen und reduziert damit Krähenfüße, liftet außerdem den äußeren Teil der Augenbrauen

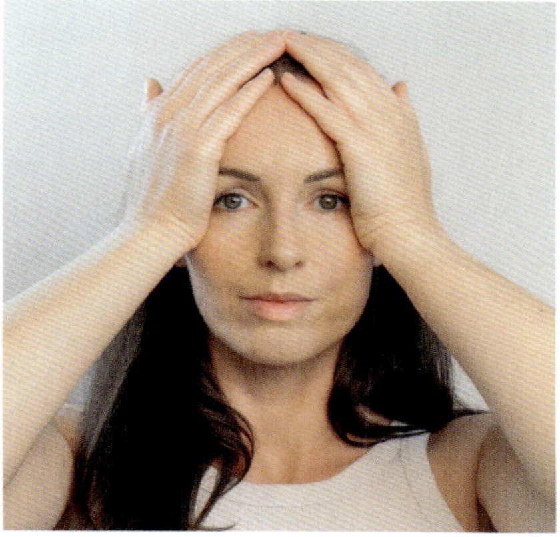

- Lege die Handflächen vom Wangenknochen über die Schläfen bis zum äußeren Teil der Augenbrauen auf. Lasse deine Stirn dabei entspannt und die Finger sich im Bereich des Scheitels treffen.
- Entspanne deine Schultern und schiebe die Handflächen nach oben und außen, wodurch ein »Katzenauge« entsteht.
- Schließe die Augen kraftvoll und stelle dir vor, du hättest einen großen Magnet unter den Augen, der dein Oberlid nach unten zieht. Halte diese Kontraktion für 10 Sekunden und wiederhole noch zweimal.

Das solltest du beachten: Da wir die Hände nach oben nehmen und in die kraftvolle Aktivierung gehen, verspannen sich bei dieser Übung meist die Schultern oder die Oberarme. Schiebe deine Schulterblätter sanft aufeinander zu und versuche, die Ellenbogen weit und entspannt zu halten. Deine Handflächen schieben nur leicht nach oben. Vermeide, an der Haut zu ziehen oder zu zerren. Sollten sich viele horizontale Falten unter den Augen bilden, reduzierst du die Bewegung der Handflächen nach oben oder legst sie nur auf. Sollte sich dein Nacken verspannen, kannst du das Kinn leicht zur Brust nehmen.

Das spürst du: Unter den Handflächen zeigt sich beim Schließen der Augen eine Vibration oder ein Zittern, was die Kontraktion des Muskels bestätigt. Zudem bemerkst du, wie auch der untere Augenbereich aktiviert wird und damit einen sanften Zug im Bereich deiner Wangenknochen.

Großes Augen-V

Wirkung: glättet den Bereich unter den Augen, reduziert dort Augenfalten und lindert Tränensäcke und dunkle Augenringe sowie eingefallene Augen

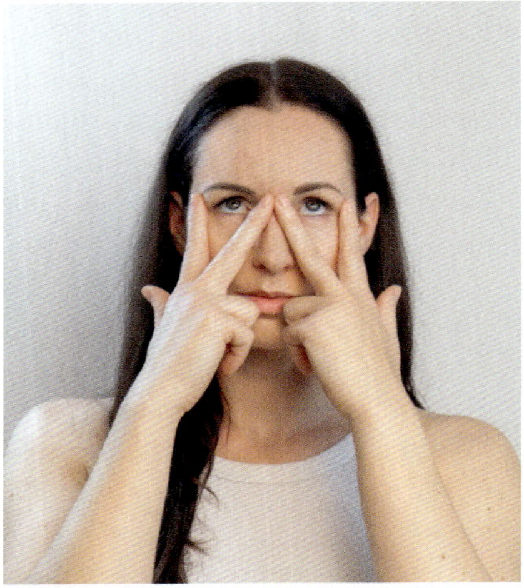

- Forme mit Mittel- und Zeigefinger beider Hände ein V. Lege die Mittelfinger zwischen die Augenbrauen und die Zeigefinger an den äußeren Augen- beziehungsweise Augenbrauenrand. Richte deinen Kopf nach vorn aus und belasse dein Kinn parallel zum Boden.

- Richte den Blick nun nach oben und kneife die Augen kraftvoll zusammen. Lasse sie dabei einen Spalt weit geöffnet, als würdest du gegen die Sonne blinzeln.

- Halte die Kontraktion für 5 Sekunden und löse die Spannung wieder auf. Wiederhole diese dynamische Aktivierung für circa 1 Minute.

Das solltest du beachten: Richte den Blick immer nur so weit nach oben, dass du den Bereich zwischen den Augenbrauen stillhalten kannst. Wahrscheinlich spürst du beim ersten Üben, wie sich der Muskel unter den Mittelfingern meldet und sich anspannen möchte. Indem du geradeaus schaust, kannst du diese nicht gewollte Aktivierung in den Griff bekommen.

Das spürst du: Während du die Augen zusammenkneifst, spürst du ein sanftes Lifting im Bereich deiner Zeigefinger und ein Vibrieren oder Zittern unter den Fingern. Vor allem aber fühlst du, wie sich der untere Augenbereich stark nach oben Richtung Augenbrauen hebt.

Lymphdrainage und Akupressur für den Augenbereich

Wirkung: reduziert Schwellungen im Bereich der Augen und lindert Tränensäcke sowie dunkle Augenringe

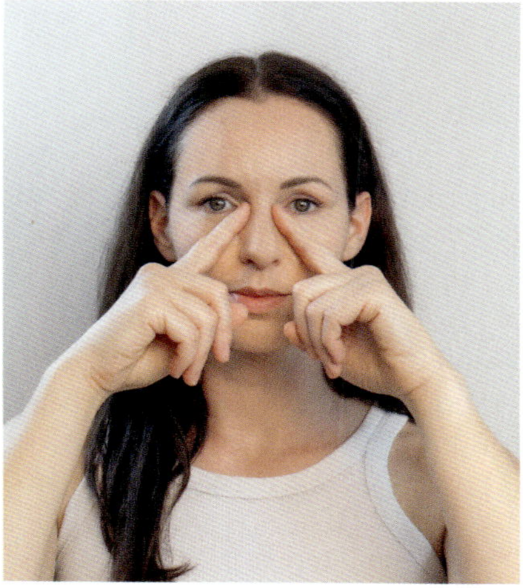

- Lege die Zeigefinger beider Hände an den inneren Augenrand und spüre dort zuerst in die natürliche Vertiefung neben deiner Nasenwurzel.
- Pulsiere dreimal mit den Zeigefingern an dieser Stelle, indem du sanften Druck auf diesen Punkt ausübst und wieder löst.
- Streiche mit den Zeigefingern unter den Augen nach außen bis zum Ohr und hinter dem Ohr nach unten bis zum Hals.
- Wiederhole diese Sequenz für circa 1 Minute. Schließe währenddessen gern die Augen.

Das solltest du beachten: Vollziehe mit den Fingern nur federleichte Bewegungen. So erreichst du das oberflächliche Lymphsystem besonders effektiv. Vermeide also zu starken Druck. Diese Übung eignet sich sehr gut für den Morgen, da sie die Augen vom Lymphstau der Nacht befreit.

Das spürst du: Wenn du sehr sensibel bist, kannst du die Aktivierung der Lymphe sogar fühlen. Diese fließt unter dem Auge nach außen und im Bereich der Ohren und des Halses nach unten. Vielleicht spürst du diese Aktivierung bis in den Brustkorb.

Wangenbereich und Nase

Mit Übungen für diesen Bereich kannst du unter anderem die tiefe Falte zwischen den Nasenflügeln (Nasolabialfalte) reduzieren, die Wangen liften und die Durchblutung anregen.

Wangenhaken

Wirkung: definiert den Wangenknochen und reduziert Nasolabialfalten zwischen Nase und Mundwinkel, sorgt für rosige Wangen

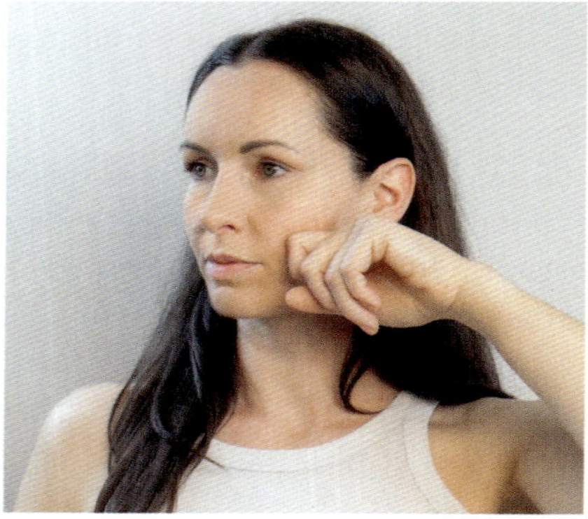

- Forme deine Zeigefinger zu einem Haken und platziere den Knöchel in der kleinen Vertiefung neben den Nasenlöchern. Du spürst dort eine schmale Kuhle.

- Beginne an dieser Stelle und massiere mit den Knöcheln unter dem Wangenknochen nach oben.

- Führe die Bewegung bis zum Haaransatz über dem Ohr aus und starte wieder neben der Nase.

- Massiere für 1 Minute.

Das solltest du beachten: Verwende nur sanften Druck und vermeide es, mit den Knöcheln in das Gesicht zu drücken. Sei umso vorsichtiger, wenn du spürst, dass die Finger nicht richtig gleiten wollen. Sollte es am Anfang schwierig sein, beide Hände gleichzeitig nach außen zu führen, kannst du die Massage erst auf der einen und dann auf der anderen Seite durchführen. Massiere auf jeder Seite 1 Minute.

Das spürst du: Während du am Anfang der Massage noch Unebenheiten oder leicht schmerzhafte Triggerpunkte wahrnehmen kannst, wird das Gewebe mit jeder Bewegung weicher und elastischer. Es entwickeln sich Wärme und ein zartes Kribbeln.

Wangenlifting mit offenem Mund

Wirkung: liftet die Wangen, reduziert Nasolabialfalten und Hängebäckchen, lindert senkrechte Marionettenfalten zwischen Mundwinkeln und Kinnlinie

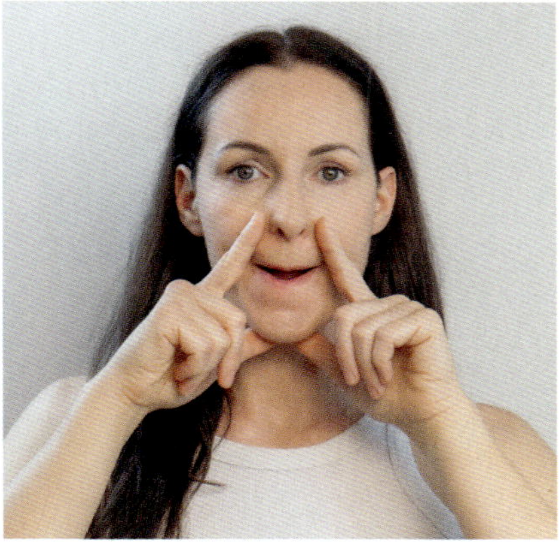

- Ziehe die Lippen kraftvoll über die Zähne, ohne den Mund vollständig zu schließen.
- Aktiviere zuerst deine Mundwinkel nach oben und konzentriere dich in der Anspannung vor allem auf deine Oberlippe. Lege nun die Zeigefinger in die Nasolabialfalte, um die Falten zu glätten, die dort entstehen, und Widerstand für die Muskulatur zu bieten.
- Du kannst auch die ganze Hand flach auflegen. Halte für 20 bis 30 Sekunden und wiederhole einmal.

Das solltest du beachten: Benutze die Zeigefinger nur sanft, um die Kontraktion der Muskulatur zu steuern. Wenn du zu stark Richtung Gesicht drückst, verspannt sich der Nacken. Spüre außerdem, was sich für dich noch gut anfühlt. Diese Übung kann am Anfang sehr herausfordernd sein. Beende sie jederzeit vor der angegebenen Dauer und steigere dich langsam. Entspanne zudem bewusst die Kaumuskulatur und dein Kiefergelenk. Du kannst die Kaumuskulatur sanft ausstreichen, wenn sie sich nach der Übung überlastet anfühlt.

Das spürst du: Ein sanftes bis deutliches Ziehen in der Mitte deiner Wangen zeigt dir, dass die Übung funktioniert. Danach ist die Spannung in den Wangen erhöht.

Wangenlifting mit geschlossenem Mund

Wirkung: liftet die Wangen und die Mundwinkel, reduziert Hängebäckchen und Nasolabialfalten

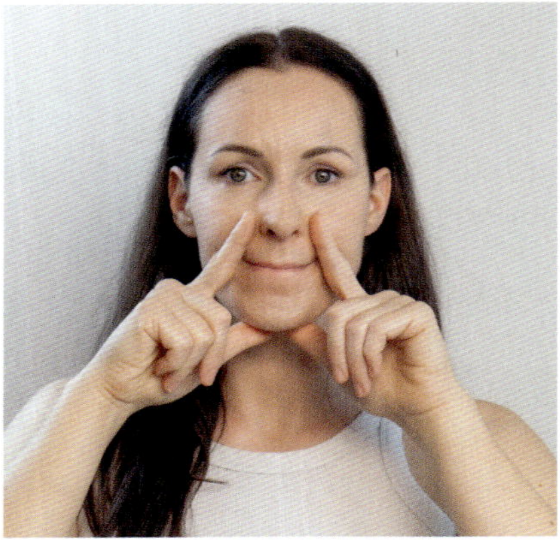

- Diese Übung führst du auf die gleiche Weise aus wie das Wangenlifting mit offenem Mund (siehe vorige Seite). Lasse diesen nun aber geschlossen, sodass die Lippen verschwinden, wenn du sie über die Zähne ziehst.
- Halte für 20 bis 30 Sekunden und wiederhole einmal.

Wangen kneifen und wischen

Wirkung: liftet die Wangen und erhöht die Durchblutung, reduziert Nasolabialfalten und Hängebäckchen, definiert die Wangen

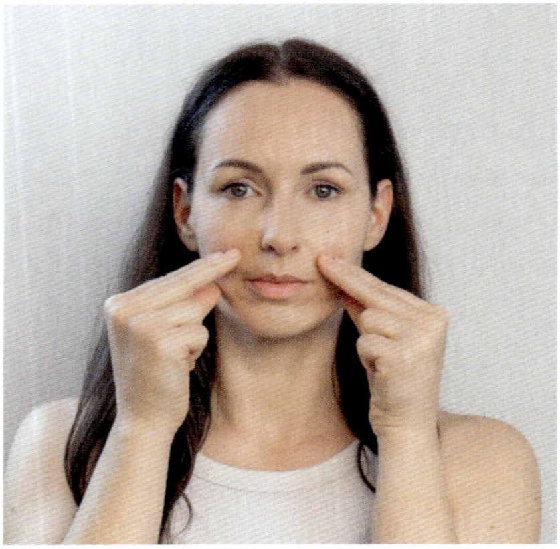

Wangen kneifen

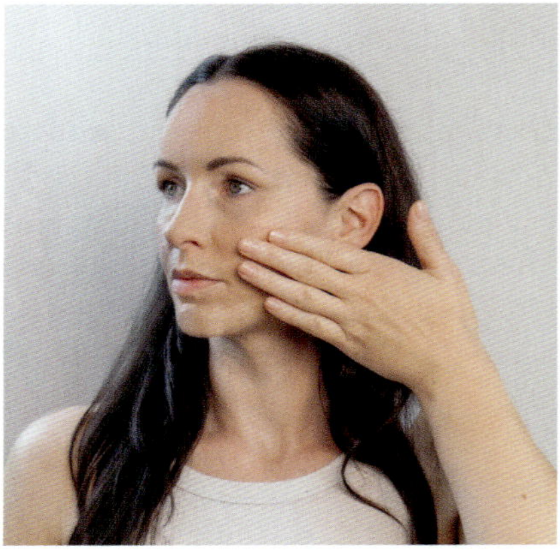

Wangen wischen

- Du brauchst Daumen, Zeigefinger und Mittelfinger beider Hände.

- Beginne damit, die Haut der Wangen und alle darunterliegenden Gewebe zwischen die Finger zu nehmen und leicht zu kneifen.

- Arbeite dich dabei über den gesamten Wangenbereich zwischen Kinnlinie und Wangenknochen vor. Kneife in gleichmäßigen Abständen und nicht zu schnell.

- Massiere so für 1 bis 2 Minuten.

- Wechsle in eine flache Handhaltung.

- Beginne auf der rechten Seite und wische mit den Fingern der flachen Hand von der Kinnlinie aus nach oben. Vollziehe dies entlang deiner Kinnlinie, entlang der Marionetten- und Nasolabialfalte hinauf bis zum Wangenknochen. Spare den Bereich unter den Augen aus.

- Massiere jede Wangenseite für 1 Minute.

Das solltest du beachten: Nutze beim Kneifen nur sanften Druck und zupfe nicht an der Haut. Lasse die Finger in die Wangen hineinschmelzen, während du kneifst. Mache dir keine Sorgen über Falten, die eventuell entstehen, wenn du nach oben wischst. Spüre bei dieser Bewegung die Konturen deines Gesichts und arbeite direkt dort hinein – beispielsweise unter den Wangenknochen. Du willst das Gesicht so anheben und liften. Der Vorgang sollte das unterstützen. Wische also von unten nach oben oder ausgehend von Marionetten- und Nasolabialfalte diagonal nach oben. Lasse dein Gesicht während der Massage weich und entspannt.

Das spürst du: In den Wangen zeigt sich ein sanftes Kribbeln. Außerdem entwickelt sich eine leichte Wärme durch die erhöhte Durchblutung. Je länger du massierst, umso glatter wird die Haut, was du auch mit den Fingern fühlen kannst.

Wangenpartie pulsierend definieren

Wirkung: liftet die Wangen und reduziert Nasolabialfalten, dehnt sanft die Wangenmuskulatur

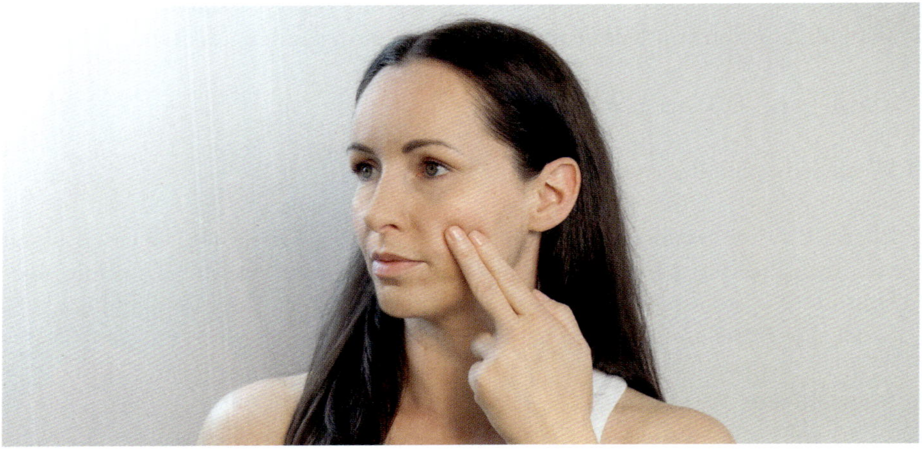

- Lege Zeige- und Mittelfinger beider Hände in die Vertiefung neben deinen Nasenlöchern.

- Übe sanften Druck aus, halte diesen für etwa 2 Sekunden und löse ihn rasch.

- Bewege deine Finger nun langsam entlang der Kontur deines Wangenknochens nach oben.

- Beginne von Neuem und wiederhole die pulsierende Massage für 1 Minute.

Das solltest du beachten: Die Wangenkontur soll unter den Fingern deutlich spürbar sein. Bewege dich nicht zu schnell und übe nur sanften Druck aus, damit sich dein Nacken nicht verspannt.

Das spürst du: Eventuell zeigen sich kleine schmerzhafte Punkte unter den Fingern. Durch den sanften Druck kannst du diese lösen. Der Bereich unter dem Wangenknochen fängt an zu pochen und ist nach der Massage kribbelnd spürbar.

Wangen aufblasen

Wirkung: reduziert Nasolabialfalten

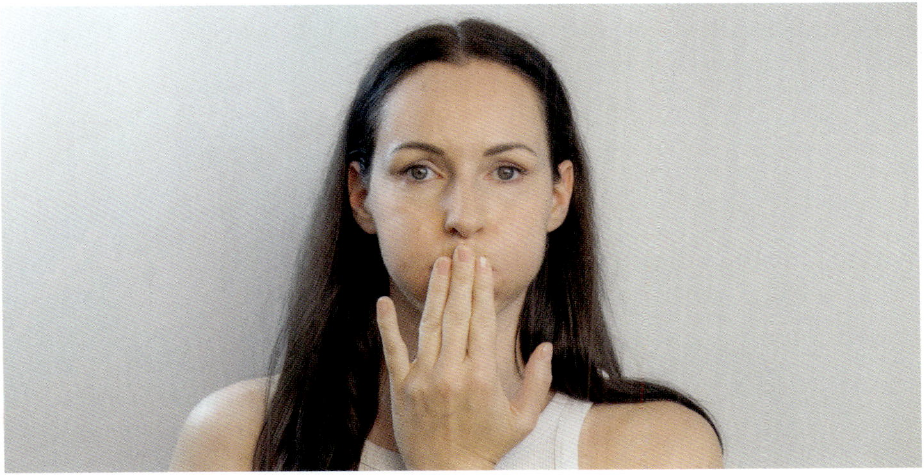

- Verschließe deine Lippen und fülle eine Wangenseite mit Luft. Dort entsteht eine sichtbare Wölbung.
- Bewege die Luft von einer Seite zur anderen. Drücke sie dabei kraftvoll von innen Richtung Wangen, um die Muskulatur zu aktivieren.
- Lasse die Lippen während der Übung entspannt geschlossen und lockere auch das übrige Gesicht sowie die Kiefer- und Kaumuskulatur.
- Bewege die Luft für circa 1 Minute hin und her.

Das solltest du beachten: Falls sich Falten auf der Oberlippe zeigen, lege die Finger dort auf und streiche sie glatt. Bewege die Luft im unteren Bereich der Wangen und nicht zu weit nach oben Richtung Augen.

Das spürst du: Brennen oder Kribbeln sind während der Übung normal und zeigen die Arbeit der Muskulatur. Deine Lippen fühlen sich praller an und deine Wangen signalisieren eine angenehme Spannung.

Mund und Lippen

Kennst du – vielleicht sogar von deinem Spiegelbild – die Marionettenfalten, die vertikalen Linien zwischen Mundwinkel und Kinn? Mit den folgenden Übungen kannst du sie reduzieren, darüber hinaus deine Lippen voller wirken lassen und die Mundwinkel heben, um nur ein paar Benefits des Face Yoga für Mund und Lippen zu nennen.

Zunge mit den Lippen festhalten

Wirkung: polstert die Lippen auf, reduziert Marionettenfalten und hebt die Mundwinkel

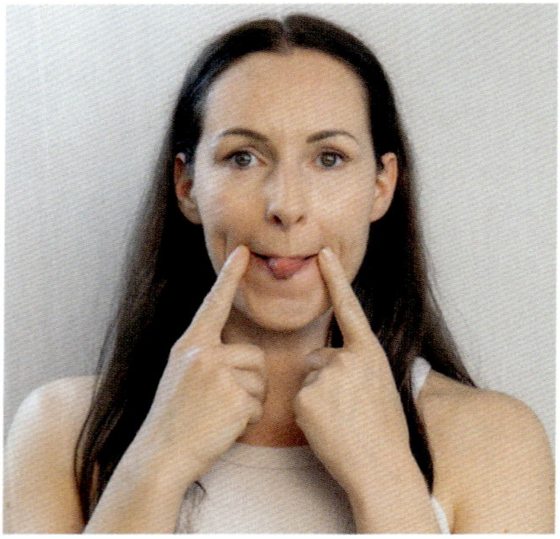

- Ziehe deine Lippen kraftvoll über die Zähne, sodass diese vollständig bedeckt sind. Der Mund bleibt dabei leicht geöffnet.
- Strecke die Zunge heraus und halte diese mit den Lippen gut fest, so als würden deine Lippen eine Zange bilden, die die Zunge fixieren möchte.
- Ziehe deine Mundwinkel nach oben, als wolltest du lächeln.
- Lege deine Zeigefingerkuppe auf die Mundwinkel und den gesamten Finger auf dem Gesicht ab, um die Aktivität der Muskulatur zu unterstützen.
- Halte für 20 Sekunden und wiederhole noch zweimal.

Das solltest du beachten: Deine Stirn- und Augenpartie sollte entspannt bleiben. Schließe deine Augen, damit dir das besser gelingt. Lasse zudem Hals und Nacken locker. Konzentriere dich nur auf deine Mundwinkel. Wenn die Lippen beginnen, zu zittern oder sich zu verkrampfen: Pausiere die Übung kurz, entspanne das gesamte Gesicht und beginne dann erneut. Steigere dich langsam auf dreimal 20 Sekunden.

Das spürst du: Unter deinen Zeigefingern wirst du bemerken, wie sich die Mundwinkel kraftvoll aktivieren. Die Lippen müssen intensiv arbeiten, um die Zunge zu halten. Nach der Übung sind sie deutlich stärker durchblutet.

Rollende Lippenmassage

Wirkung: reduziert Lippenfalten, sogenannte Plisseefalten auf Ober- und Unterlippe, polstert die Lippen auf und liftet die Mundwinkel

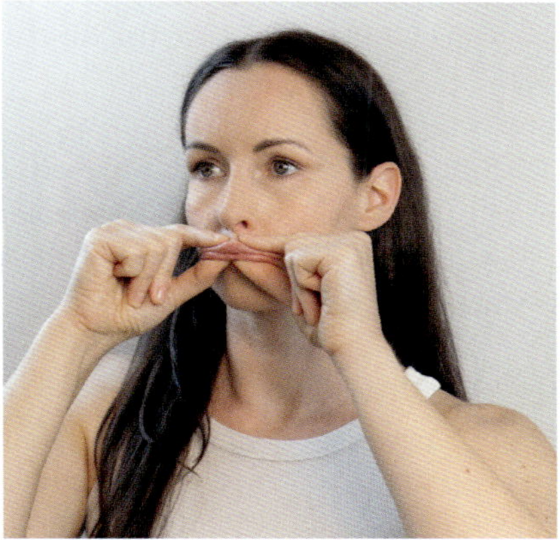

- Du beginnst mit Daumen und Zeigefinger beider Hände in der Mitte der Lippen. Umfasse sie sanft und massiere sie vorsichtig nach vorn, als würdest du einen Entenschnabel formen.

- Bewege dich langsam mit beiden Händen zum linken Mundwinkel. Sobald du dort einen festen, knubbeligen Punkt spüren kannst – den sogenannten Modiolus –, massierst du kreisförmig um ihn herum, ohne zu stark zu pressen.

- Bewege dich mit beiden Händen vom linken zum rechten Mundwinkel mit derselben Massagetechnik. Massiere so für 2 bis 3 Minuten.

Das solltest du beachten: Arbeite mit sanftem Druck und beginne mit weniger Intensität. Die Lippenhaut ist sehr dünn und daher empfindlicher als andere Bereiche des Gesichts. Halte dein Gesicht während der Massage entspannt und löse auch die Zahnreihen voneinander. Sollten sich deine Lippen trocken anfühlen, kannst du vorab einen Lippenbalsam auftragen.

Das spürst du: Du wirst feine Unregelmäßigkeiten und Unebenheiten auf Ober- und Unterlippe wahrnehmen. Diese sind Hinweise auf Verspannungen. Vor allem die Mundwinkel können sich fest anfühlen. Nimm diese Unterschiede wahr und versuche, sie mit den Fingern zu lösen. Je häufiger du massierst, umso weicher werden diese Bereiche.

O-E-Bewegung

Wirkung: definiert die Lippen und polstert sie auf

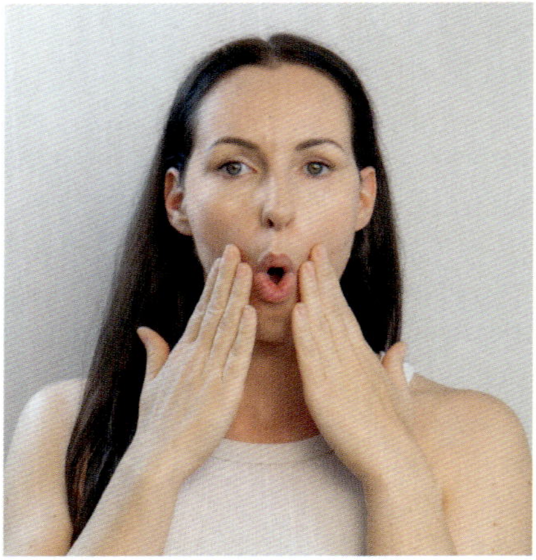

- Forme den Mund zu einem O und sprich diesen Laut gern hörbar aus.
- Schiebe die Lippen über die Zähne und die Mundwinkel nach außen in ein E, als wolltest du ein breites Lächeln hervorbringen. Auch hier sprichst du das E aus.
- Drehe die Bewegung daraufhin wieder um und forme erneut ein O. Versuche, in dieser Bewegung einen fließenden Rhythmus zu finden.
- Kontrolliere im Spiegel, wo sich währenddessen Falten im Wangenbereich bilden. Dort legst du die flachen Hände oder die Zeigefinger auf, um die Haut vor Faltenbildung zu schützen. Wiederhole diesen Wechsel zwischen E und O für 1 Minute.

Das solltest du beachten: Falls du eine Verkrampfung im Kiefer und in der Kaumuskulatur wahrnimmst, kannst du die Zeigefinger hinter das Ohrläppchen legen. Führe die O- und E- Bewegung immer maximal aus: Ziehe jedes Mal die Mundwinkel kraftvoll zur Seite und nach oben als wolltest du sie unter die Wangenknochen schieben. Stülpe die Lippen kraftvoll nach vorn.

Das spürst du: Ein leichtes Kribbeln im Bereich der Mundwinkel und der Lippen lässt dich die intensive Aktivierung der Mundmuskulatur spüren. Deine Lippen fühlen sich voller an.

O-Mund und Lifting mit den Händen

Wirkung: definiert die Lippen und kräftigt die Mundpartie, hebt die Gesichtsseiten und liftet sie sanft, durchblutet das gesamte Gesicht

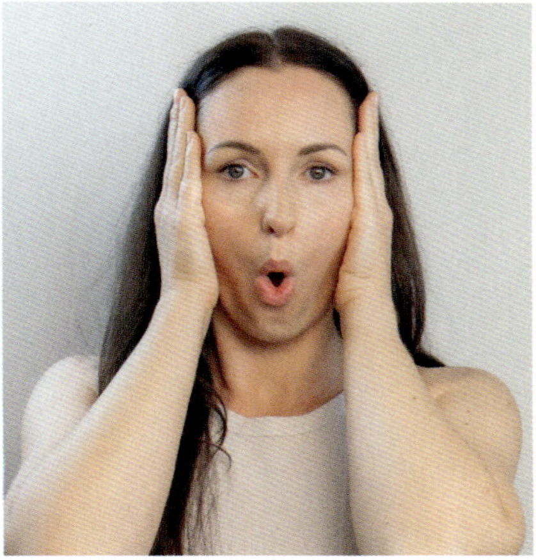

- Forme den Mund großzügig zu einem kraftvollen O, bei dem sich die Mundwinkel sanft nach außen schieben und das Kinn nach unten sinkt.

- Um die O-Form zu unterstützen, kannst du den Zeigefinger auf dein Kinn legen und es vorsichtig nach unten führen. Schiebe gleichzeitig die Mundwinkel sanft zur Seite, um Falten auf der Oberlippe zu reduzieren.

- Während du das O kraftvoll hältst, lege die Handflächen seitlich auf das Gesicht – zwischen Kinnlinie und Schläfenbereich – auf.

- Schiebe die Hände nun leicht nach oben, um das Gesicht anzuheben. Halte diese liftende Übung für 20 Sekunden und wiederhole noch zweimal.

Das solltest du beachten: Ziehe nicht an deiner Haut und vermeide es, die Hände mit zu viel Druck nach oben zu schieben. Stattdessen sollten sie dem Gesicht nur einen sanften Impuls geben. Dieser führt dazu, dass du die Form des Mundes kraftvoller halten musst. Achte darauf, Kiefer, Nacken und Hals locker zu lassen und Stirn und Augen zu entspannen.

Das spürst du: Das sanfte Auflegen und Anheben der Hände wirkt wie ein Gegengewicht, welches die Kontraktion der Mundmuskulatur verstärkt.

Lippen kreisen und kneifen

Wirkung: sorgt für eine rosige Lippenfarbe, reduziert Lippenfältchen und polstert die Lippen auf

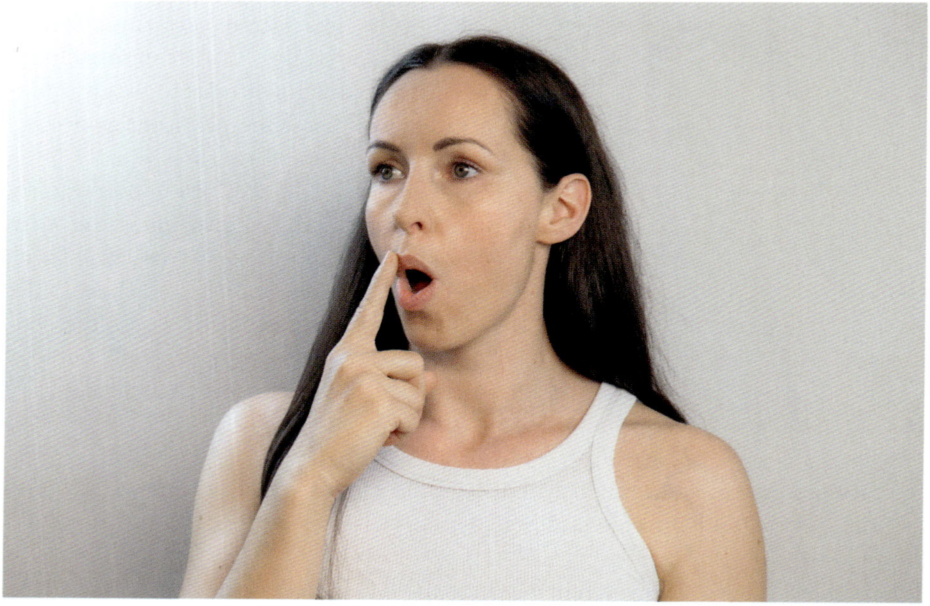

Lippen kreisen

- Diese Übung besteht aus zwei Handgriffen: Entspanne Lippen und Mund und kreise mit dem Zeigefinger entlang deiner Lippenkontur. Beginne an einem Punkt deiner Wahl und wechsle nach drei Kreisen die Richtung.
- Wiederhole diese kreisenden Bewegungen für etwa 1 Minute.
- Anschließend nimmst du Daumen und Zeigefinger beider Hände und beginnst, sanft entlang der Kontur deiner Lippen zu kneifen.
- Du arbeitest dich dabei von der Mitte nach außen zu beiden Seiten, bis du mittig unter der Unterlippe ankommst.

- Du kannst die Massage auch nur mit einer Hand machen. Hierbei wechselst du nach drei Kreisen die Richtung.

- Kneife für etwa 1 Minute.

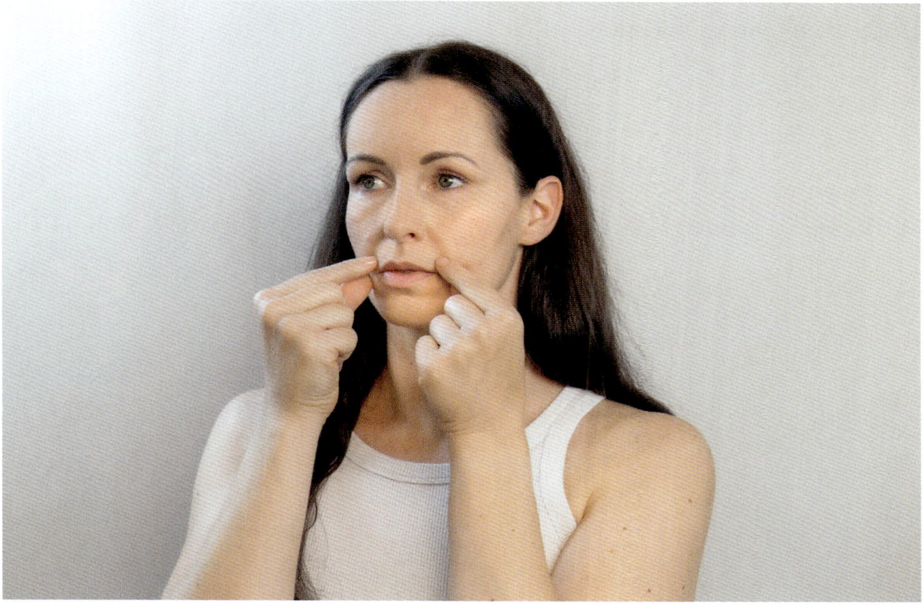

Lippen kneifen

Das solltest du beachten: Falls du eine Verkrampfung im Kiefer und in der Kaumuskulatur wahrnimmst, kannst du die Zeigefinger hinter das Ohrläppchen legen. Führe die O- und E- Bewegung immer maximal aus: Ziehe jedes Mal die Mundwinkel kraftvoll zur Seite und nach oben als wolltest du sie unter die Wangenknochen schieben. Stülpe die Lippen kraftvoll nach vorn.

Das spürst du: Ein leichtes Kribbeln im Bereich der Mundwinkel und der Lippen lässt dich die intensive Aktivierung der Mundmuskulatur spüren. Deine Lippen fühlen sich voller an.

Kinnlinie und Hals

Auf der letzten Etappe unserer Face-Yoga-Reise durch die Gesichtsregionen sind wir nun bei der Kinnlinie und dem Hals angekommen. Am Hals erkenne man das Alter, heißt es – mit den folgenden Übungen kannst du seine Haut straffen und darüber hinaus die Kinnlinie definieren, zum Beispiel auch einem Doppelkinn entgegenwirken.

Fischmund

Wirkung: strafft den Hals und reduziert Halsfalten, definiert die Kinnlinie

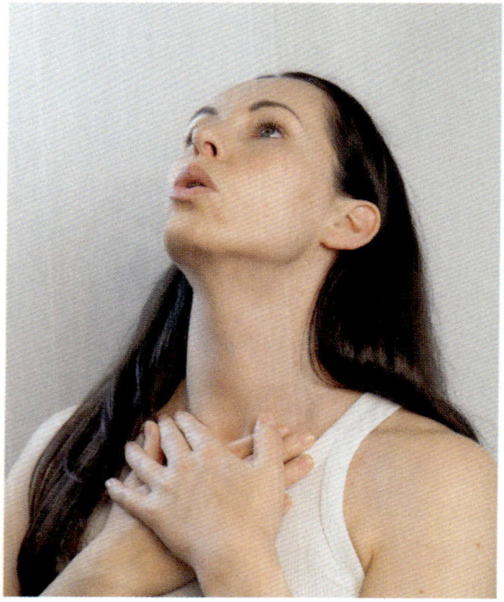

Fischmund nach vorn

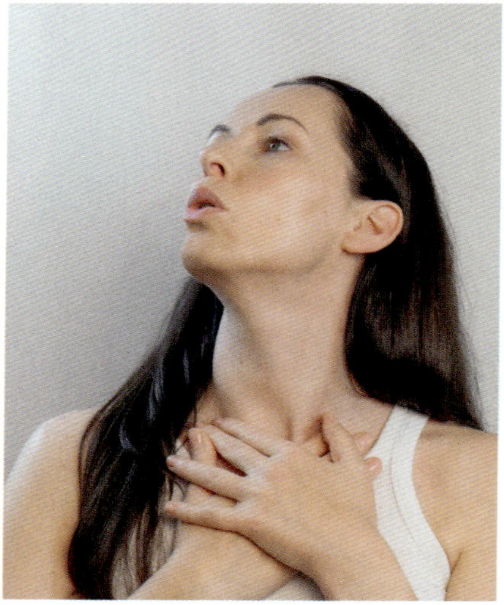

Fischmund zur Seite

- Setze dich aufrecht hin und rolle die Schultern entspannt nach hinten.
- Um den Halsmuskel im Bereich der Schlüsselbeine festzuhalten, legst du die Handflächen flach auf den Oberkörper in Höhe der Schlüsselbeine auf.
- Hebe dein Kinn an, aber nur so weit, dass es sich für deinen Nacken gut anfühlt.

- Stülpe die Lippen zu einem Fischmund nach außen.

- Halte diese Pose für 20 Sekunden.

- Löse die Haltung auf, nimm den Kopf zurück in die Mitte und drehe ihn nun nach rechts.

- Hebe auch hier dein Kinn sanft an und stülpe die Lippen wieder nach außen.

- Erneut hältst du für 20 Sekunden, bevor du den Kopf auf die linke Seite drehst und die Bewegung analog zur rechten Seite wiederholst.

- Übe die Abfolge auf beiden Seiten noch einmal.

Das solltest du beachten: Nimm den Kopf nur so weit in den Nacken, dass dieser entspannt bleiben kann. Falls du Probleme mit deiner Halswirbelsäule hast, solltest du besonders behutsam vorgehen und ein Hohlkreuz oder ein Einknicken des Nackens nach hinten vermeiden. Entspanne während der Übung deine Kau- und Kiefermuskulatur. Sollte sich diese zu stark anspannen oder sogar verkrampfen, kannst du die Zeigefinger hinter das Ohrläppchen legen und nach der Übung die Kaumuskulatur ausstreichen.

Das spürst du: Unter den Handflächen spürst du die Dehnung des Halsmuskels, wenn du die Lippen nach außen stülpst – ein gutes Zeichen, dass sich die Halsvorderseite öffnet. Der Zug kann sich bis über die Kinnlinie Richtung Mund fortsetzen, je nachdem, wie verspannt der Halsmuskel bei dir ist.

Gecko

Wirkung: strafft den Hals und reduziert Doppelkinn, definiert die Kinnlinie

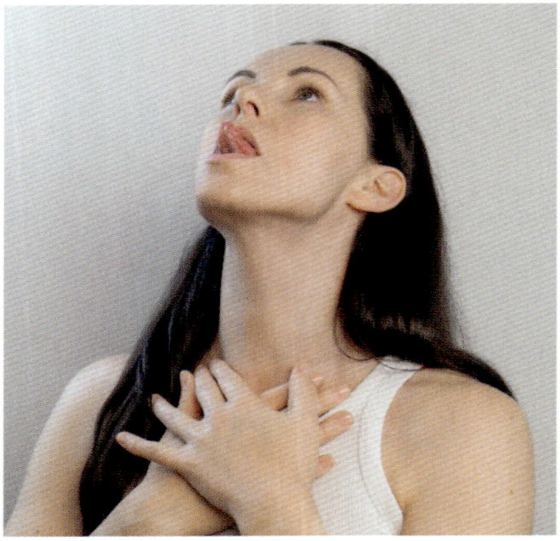

Gecko nach vorn

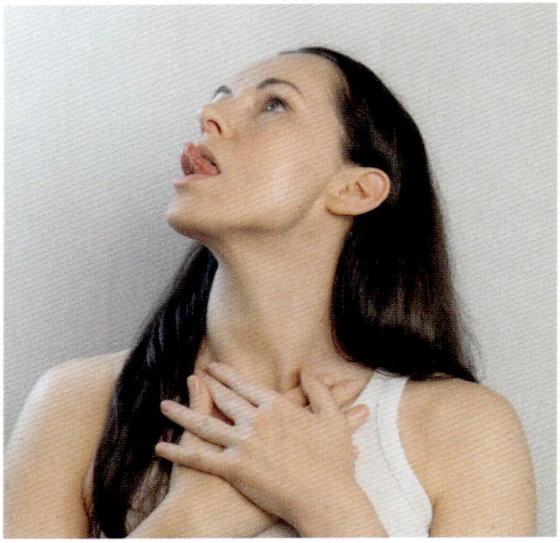

Gecko zur Seite

- Sitz aufrecht und rolle die Schultern entspannt nach hinten. Um den Halsmuskel im Bereich der Schlüsselbeine festzuhalten, legst du die Handflächen flach auf die Schlüsselbeine.
- Hebe dein Kinn an, aber nur so weit, dass es sich für dich noch gut anfühlt.
- Öffne den Mund und strecke die Zunge heraus. Dabei führst du die Zungenspitze nach oben Richtung Nasenspitze. Baue Kraft mit deiner Zunge auf und schiebe sie Millimeter für Millimeter nach oben.
- Halte diese kraftvolle Kontraktion für 20 Sekunden.
- Löse die Haltung auf und rolle den Kopf entspannt und langsam auf die rechte Seite.
- Hebe dein Kinn sanft an und strecke wieder die Zunge aus dem Mund.
- Erneut hältst du für 20 Sekunden, bevor du den Kopf auf die linke Seite drehst und die Abfolge auf beiden Seiten wiederholst.

Das solltest du beachten: Achte auf Verkrampfungen im Kiefergelenk und lasse dort bewusst los. Sollte sich der Kiefer verspannen, öffnest du den Mund weiter und pausierst zwischendurch. Solltest du die Zunge nicht nach oben rollen können, genügt es, sie kraftvoll aus dem Mund zu strecken.

Das spürst du: Wenn du eine Hand unter dein Kinn legst, bemerkst du dort die straffende Wirkung und die Aktivierung der Muskulatur. Spüre einen Zug über die gesamte Kinnlinie nach oben, da du den Halsmuskel dehnst.

Kinnhaken

Wirkung: definiert die Kinnlinie

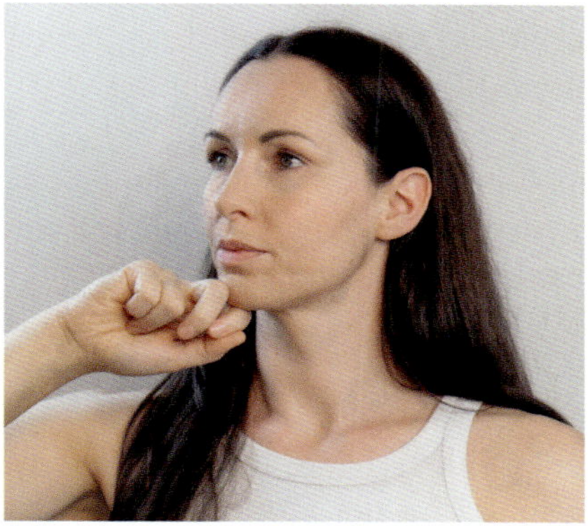

- Forme aus Zeige- und Mittelfinger beider Hände einen Haken. Diesen setzt du im Bereich des Kinns an und achtest darauf, dass sich der Mittelfinger über der Kinnlinie befindet und der Zeigefinger unter der Kinnlinie. Stelle dir vor, du umarmst die Kinnkontur mit diesem Haken.
- Massiere mit diesem »Kinnhaken« nach außen, bis du das Ohr erreichst.
- Beginne von Neuem und verfahre weiter so für insgesamt 1 bis 2 Minuten.

Das solltest du beachten: Nutze sanften, aber spürbaren Druck und achte darauf, die Bewegung maximal nach außen zu führen und nicht bereits vor dem Ohr aufzuhören – löse die Finger erst am Ohr. Wenn du den Mund während der Massage öffnest und die Zahnreihen löst, kannst du die untere Gesichtshälfte besser entspannen. Lasse dein Gesicht locker und überlasse den Fingern die Führung.

Das spürst du: Vielleicht spürst du kleine Unebenheiten unter deinen Fingern. Dies sind Verspannungen, die du durch die Massage reduzieren kannst. Ein leichtes Kribbeln und Wärme danach sind Zeichen für erhöhte Durchblutung.

Kinnlinie kneifen und streichen

Wirkung: definiert die Kinnlinie

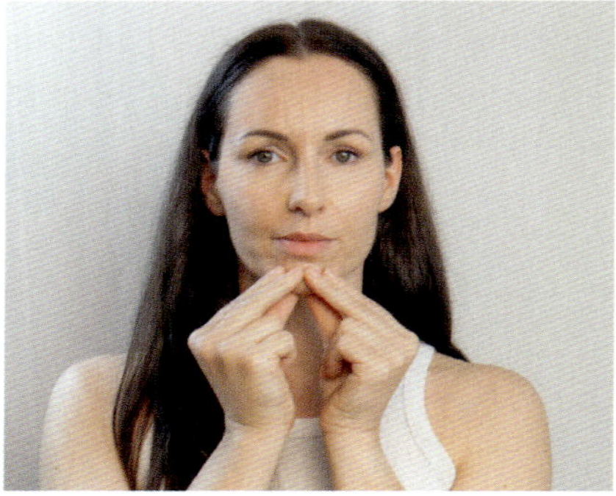
Kinnlinie kneifen

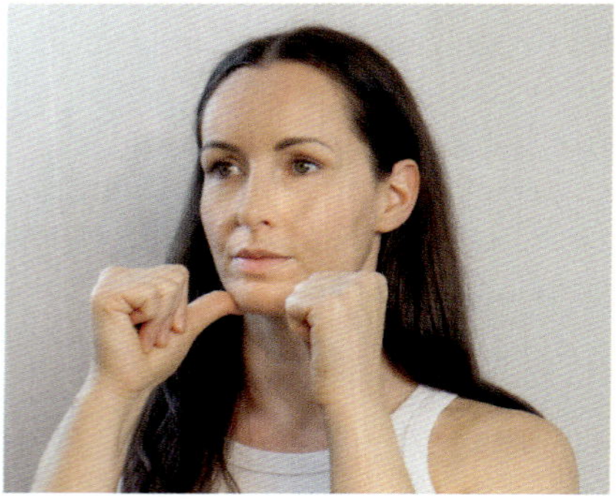
Kinnlinie streichen

Diese Übung besteht aus zwei Teilen.

- Lege beide Daumen unter dein Kinn, Zeige- und Mittelfinger darüber, sodass du die Haut zwischen die Finger nehmen kannst. Übe sanften Druck aus und nimm die Kinnkontur zwischen den Fingern wahr.

- Löse den Druck wieder und bewege deine Finger mit einem sanften Kneifen Stück für Stück entlang deiner Kinnlinie nach außen Richtung Ohr.

- Am Ohr angekommen, beginnst du erneut am Startpunkt. Pulsiere auf diese Weise und entlang der Kinnlinie für 1 Minute.

- Im zweiten Schritt legst du die Daumen an dein Kinn an und streichst sanft entlang der Kontur, bis du das Ohr erreichst.

- Dort angekommen, beginnst du erneut am Kinn.

- Massiere auf diese Weise für 1 Minute.

Das solltest du beachten: Drücke und kneife nicht zu intensiv in die Kontur hinein. Bleibe sanft und spüre das Gewebe unter den Fingern.

Das spürst du: Ertaste während der Handgriffe Unebenheiten im Bereich der Kinnlinie. Löse sie über den sanften Druck. Sogar deine Mundwinkel können sich nach der Massage leicht liften.

Marionettenfalten massieren

Wirkung: liftet die Mundwinkel und reduziert Marionettenfalten

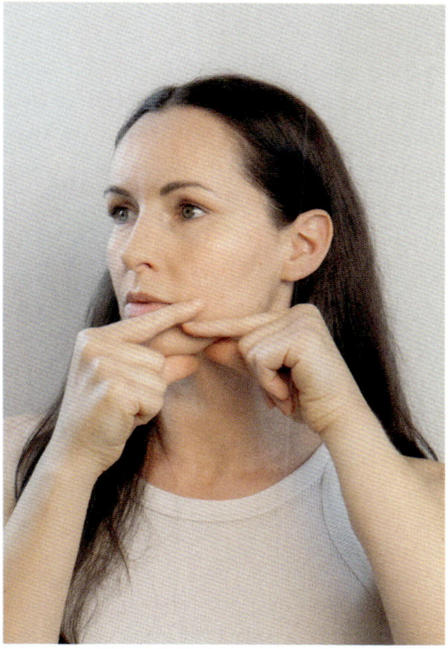

- Beginne auf der rechten Seite, indem du beide Daumen unter der Kinnlinie und am Unterkieferknochen in Verlängerung deiner Mundwinkel auflegst. Solltest du eine Marionettenfalte haben, orientierst du dich am Verlauf dieser Linie zwischen Mundwinkel und Kinnlinie.

- Lege die Zeigefinger neben die Mundwinkel und beginne mit fließenden, rollenden Bewegungen nach unten Richtung Daumen zu massieren. Die Zeigefinger arbeiten abwechselnd rollend nach unten. Massiere für 30 Sekunden bis 1 Minute auf dieser Seite und wiederhole anschließend auf der linken Seite.

Das solltest du beachten: Lass dein Gesicht und vor allem den Mund während der Massage entspannt. Dass sich die Mundwinkel dabei nach unten bewegen, ist gewollt und hilft dir, den Muskel zu dehnen, der sie nach unten zieht.

Das spürst du: Nach dieser Übung kann sich ein Soforteffekt einstellen, da der Muskel im Bereich der Mundwinkel gelöst wurde. Das führt dazu, dass die Mundwinkel stärker nach oben streben.

Kiss the sky

Wirkung: strafft den Hals, reduziert Halsfalten, definiert die Kinnlinie, polstert die Lippen auf und liftet die Mundwinkel

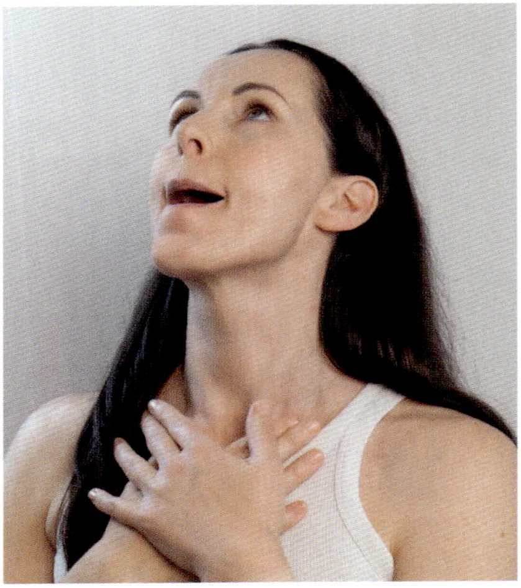

- Lege die Handflächen im Bereich deiner Schlüsselbeine auf. Du hältst den Halsmuskel dort fest und dehnst ihn, indem du die Handflächen sanft nach unten schiebst.
- Hebe dein Kinn an und achte darauf, dass dein Nacken lang und entspannt bleibt.
- Lege die Lippen über die Zähne und ziehe die Mundwinkel nach oben. Dein Mund bleibt dabei leicht geöffnet.
- Beginne nun, mit den nach innen gezogenen Lippen oben zu küssen, und stelle dir vor, dass du diese Küsse Richtung Himmel schickst. Ploppe auf diese Weise fünfzehnmal und wiederhole die ganze Übung zweimal.

Das solltest du beachten: Es geht nicht darum, wie schnell du ploppen kannst, sondern um eine kraftvolle, kontrollierte Bewegung. Wichtig ist, dass die Mundwinkel nach oben aktiviert bleiben, während du nach oben küsst. Sollte sich dein Kiefergelenk verspannen, kannst du pausieren und die Wiederholungen reduzieren. Steigere dich somit langsam. Sollten sich viele Falten im Wangenbereich bilden, kannst du die Handflächen dort auflegen, um die Falten sanft zu glätten.

Das spürst du: Bei jedem Ploppen fühlst du die Aktivität des Halsmuskels unter deinen Handflächen. Außerdem kann sich ein Ziehen im Bereich der Kinnlinie zeigen. Vielleicht spürst du auch ein Brennen im Bereich deiner Wangen, da die Wangenmuskulatur intensiv arbeiten muss.

Hals rollen

Wirkung: reduziert Halsfalten und erhöht die Festigkeit der Haut am Hals

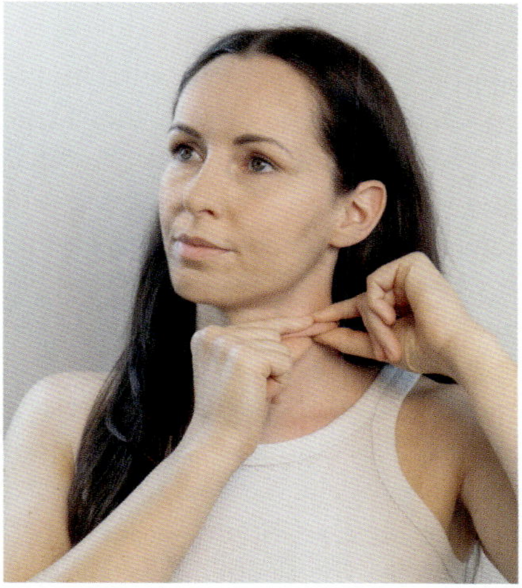

- Beginne auf der rechten Seite im Bereich des Schlüsselbeins. Fasse mit Daumen und Zeigefinger beider Hände den Halsmuskel, die Haut und das dünne Unterhautfettgewebe und forme eine Rolle.

- Bewege diese nun an den Seiten des Halses nach oben. Arbeite dabei langsam und mit wenig Druck. Sollte dir die Rolle wegrutschen, greifst du die Haut erneut.

- Rolle und massiere dich auf diese Weise bis zur Kinnlinie im Bereich des Ohrs und wiederhole auf dieser Seite noch einmal.

- Wechsle auf die andere Seite und massiere dort auf die gleiche Weise ebenfalls zweimal.

Das solltest du beachten: Versuche, die Haut und den dünnen Muskel nicht mit zu viel Druck zu fassen. Der verspannte Muskel kann am Anfang immer wieder wegrutschen. Sollte dem so sein, legst du dein Ohr Richtung Schulter, um den Muskel zu entspannen und ihn leichter fassen zu können.

Das spürst du: Es wird sich eine intensive Rötung zeigen, du wirst auch Wärme spüren. Während du dich massierend weiter nach oben bewegst, fühlst du vielleicht sogar einen Zug von der Kinnlinie aus Richtung Mundwinkel.

Kopfwendemuskel lösen

Wirkung: verbessert die Haltung des Kopfes, reduziert Kopfschmerzen und liftet die untere Gesichtshälfte

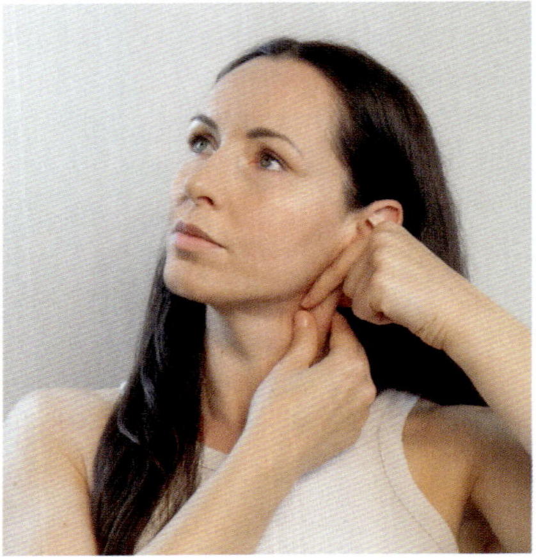

- Beginne auf der rechten Seite hinter dem Ohrläppchen. Greife mit Daumen und Zeigefinger der rechten Hand von oben und mit Daumen und Zeigefinger der linken Hand von unten den Muskelansatz des Kopfwenders, den du dort spüren kannst.
- Greife den Muskel sanft, aber bestimmt und beginne, ihn zu rollen und zu kneifen. Stelle dir vor, du wolltest die Spannung aus dem Muskel nach oben an die Oberfläche bewegen.
- Arbeite dich entlang des Muskels nach unten zwischen die Schlüsselbeine, wo er endet. Dort angekommen, kehrst du um und massierst wieder zurück nach oben.
- Wiederhole einmal und massiere dann auch die andere Seite zweimal.

Das solltest du beachten: Je nachdem wie verspannt der Muskel ist, musst du den Kopf leicht neigen, um ihn fassen zu können (auf der rechten Seite nach rechts, auf der linken Seite nach links). Bleibe geduldig, falls dir dies nicht gleich gelingt. Je weicher der Muskel wird, umso besser wirst du ihn spüren. Drücke den Muskel nicht zu stark, da er mit Gegenspannung reagiert.

Das spürst du: Ein feines Ziehen entlang der Kinnlinie und bis hinauf zu den Mundwinkeln ist ein gutes Zeichen dafür, dass sich die Spannung in deiner unteren Gesichtshälfte zu lösen beginnt. Solltest du dabei kleine Unebenheiten oder schmerzhafte Punkte wahrnehmen, könnten das Triggerpunkte sein. Das sind Bereiche, in denen der Muskel besonders verspannt ist. Diese Punkte darfst du mit sanften Rüttelbewegungen lockern.

Basisprogramme für jeden Tag

Du hast nun alle Übungen gelernt, die du für die Gesichtsyogapraxis brauchst. Solltest du dir in der Ausführung einmal unsicher sein, kannst du jederzeit zum erklärenden Übungsteil dieses Buches zurückkehren und die Schritt-für-Schritt-Anleitungen wiederholen. Die folgenden Routinen sind sowohl zeitlich als auch thematisch geordnet. Du findest Programme, die du in 10, 20 oder 30 Minuten absolvieren kannst, damit du für jede Alltagssituation die richtige Sequenz zur Verfügung hast. So kannst du unabhängig davon, wie viel Zeit du dir nehmen möchtest, eine feste Übungsroutine und Struktur etablieren.

Zur Erinnerung: Wenn du für einen speziellen Gesichtsbereich trainieren willst, nutzt du die thematisch geordneten Sequenzen aus den Tutorials im vorherigen Kapitel ab Seite 57. Du findest Sequenzen mit verschiedener Dauer (von 10 bis 30 Minuten) zu den Themen:

- Entspannung des Gesichts
- Kräftigung des Gesichts
- Abendentspannung
- Morgensequenz für den besten Start in den Tag

Da du diese Übungen schon im vorigen Teil kennengelernt hast, siehst du an dieser Stelle nur die Bilder. Bei Bedarf kannst du jederzeit nach vorn blättern und dir die Beschreibung der Übung noch einmal durchlesen. Die Seitenverweise stehen jeweils neben dem Titel der Übung.

Viel Spaß beim Ausprobieren und Üben!

Entspannung für das ganze Gesicht

Wann und wofür: Diese Sequenzen eignen sich besonders für den Abend, um Anspannung, die sich im Tagesverlauf im Gesicht gesammelt hat, abzubauen, entspannt einzuschlafen und besser durchzuschlafen. Zudem kannst du diese Sequenz auch an einem ruhigen Morgen durchführen, wenn dir weniger nach kraftvoller Aktivierung und mehr nach meditativer Stille ist.

Dauer: 10 Minuten

Stirn ausstreichen (siehe Seite 58)

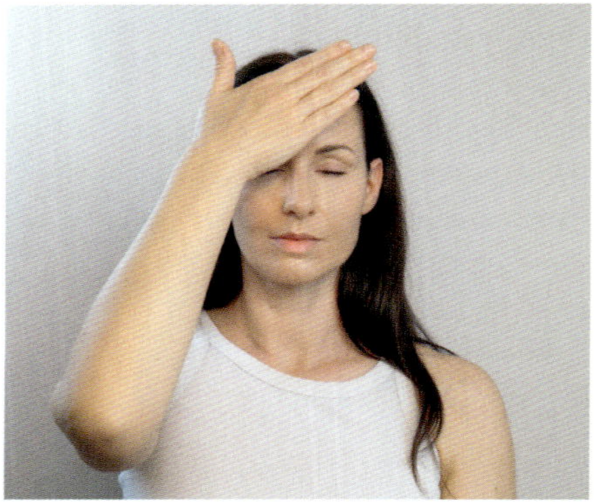

Stirn-Faust-Massage (siehe Seite 59)

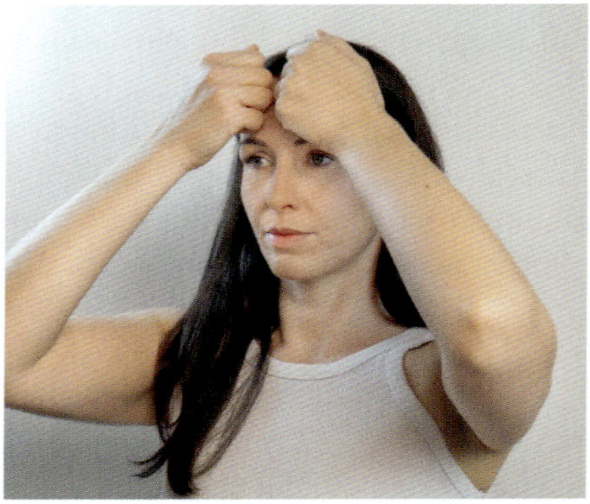

Lymphdrainage und Akupressur für den Augenbereich (siehe Seite 67)

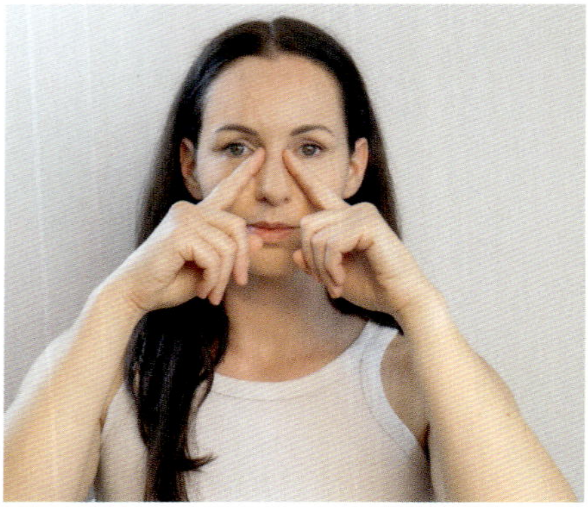

Wangenhaken (siehe Seite 68)

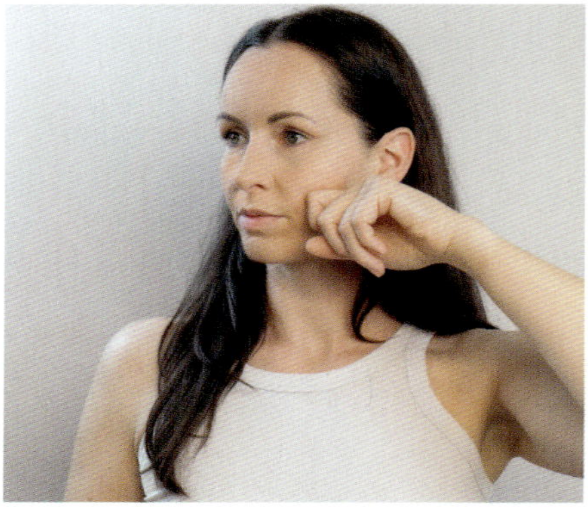

Rollende Lippenmassage
(siehe Seite 75)

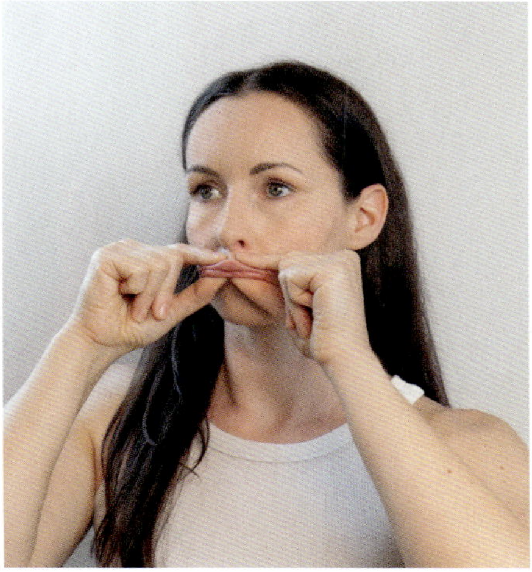

Kinnhaken (siehe Seite 83)

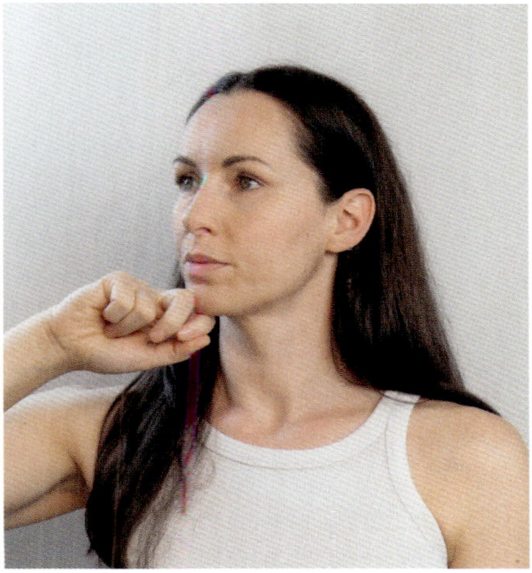

Marionettenfalten massieren
(siehe Seite 85)

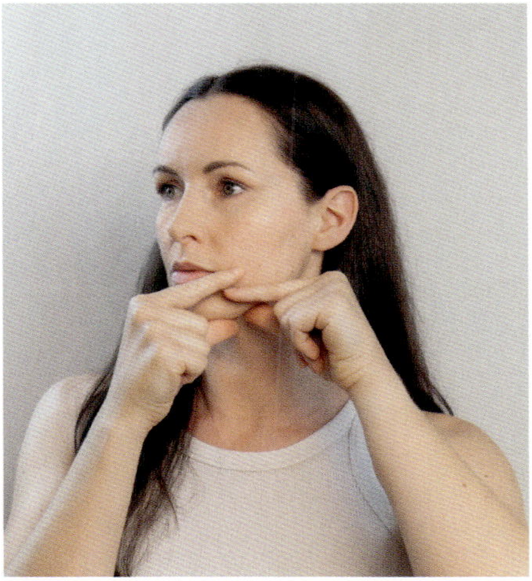

Tapping (siehe Seite 56)

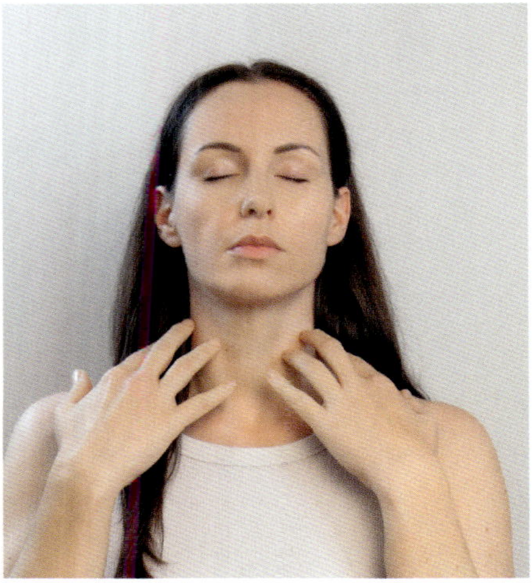

Klopfen am Hals

Tapping (siehe vorige Seite)

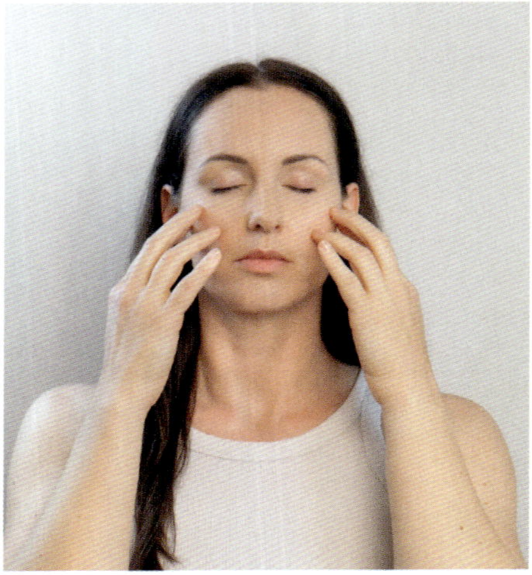

Klopfen zwischen Kinnlinie und Augen

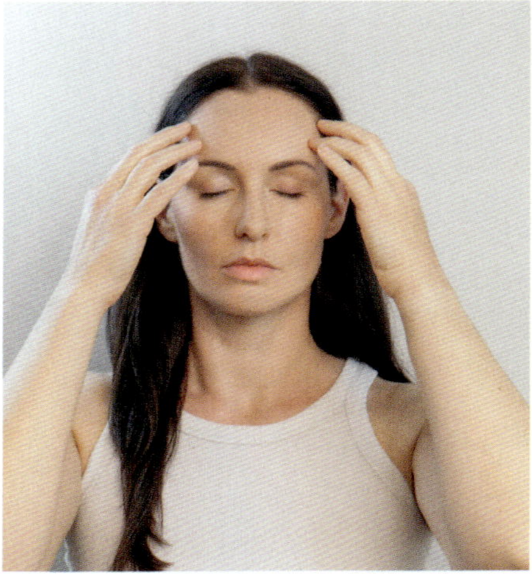

Klopfen auf der Stirn

Dauer: 20 Minuten

Stirn ausstreichen (siehe Seite 58)

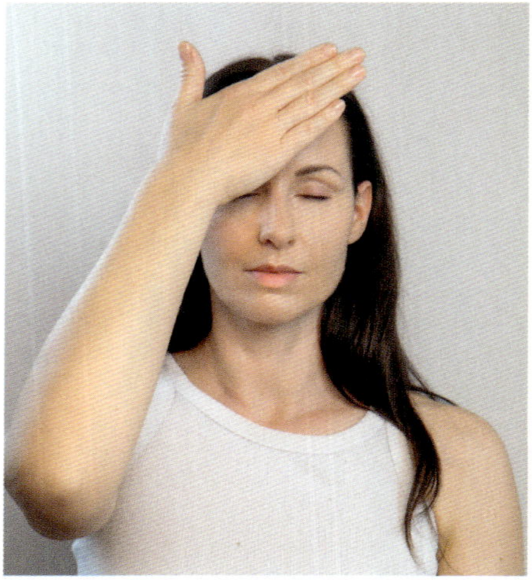

Stirn-Faust-Massage (siehe Seite 59)

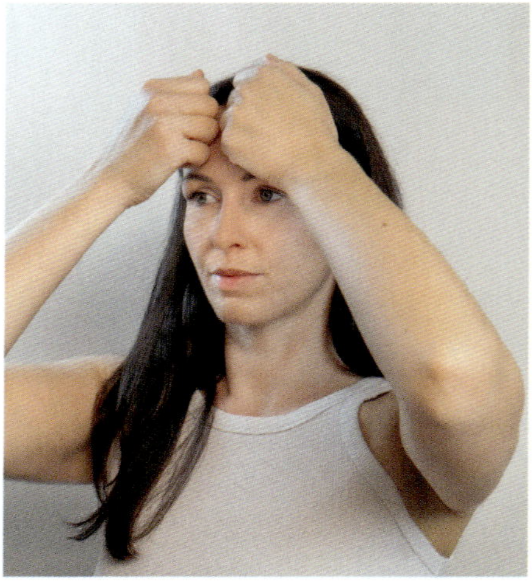

Zornesfalten ausrollen und Augenbrauen kneifen (siehe Seite 61)

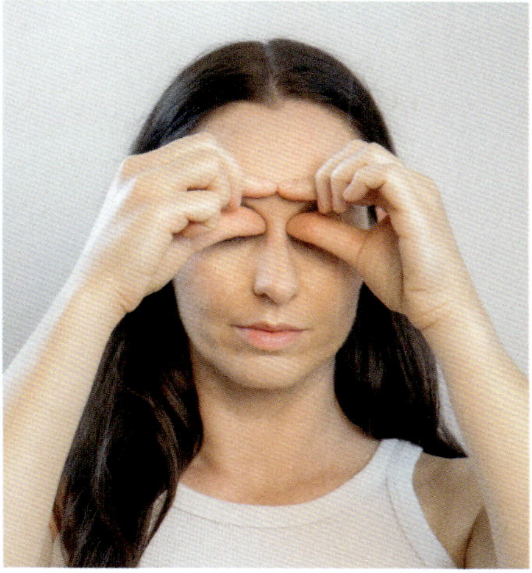

Zornesfalten ausrollen

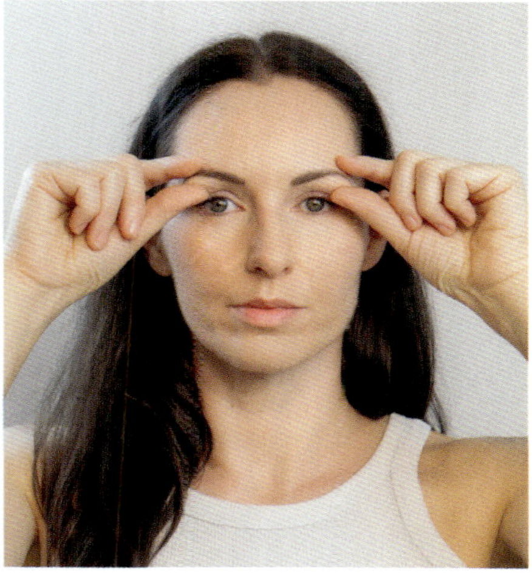

Augenbrauen kneifen

Kopfhautmassage (siehe Seite 62)

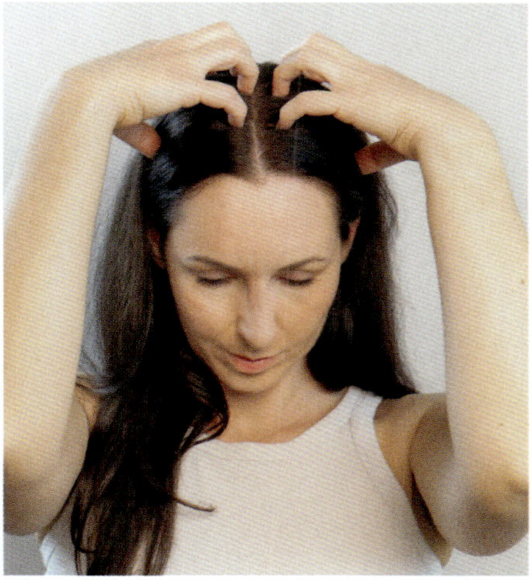

Lymphdrainage und Akupressur für die Augen (siehe Seite 67)

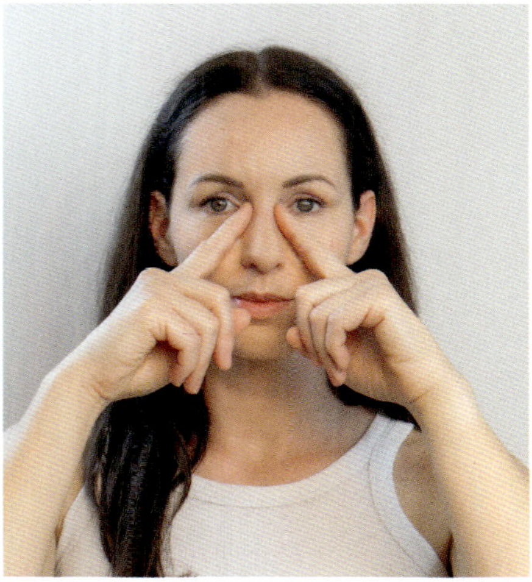

Wangenhaken (siehe Seite 68)

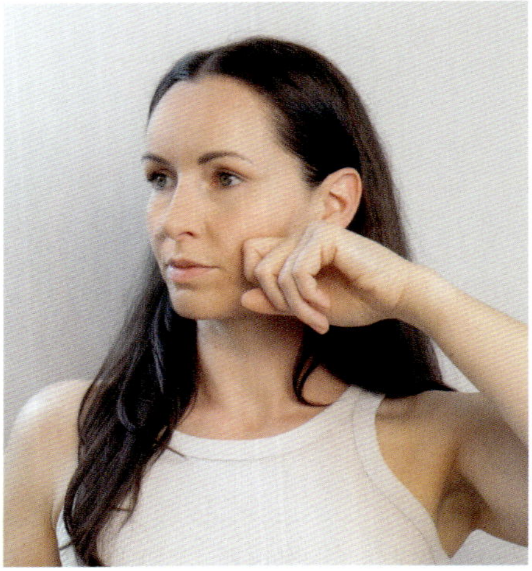

Rollende Lippenmassage (siehe Seite 75)

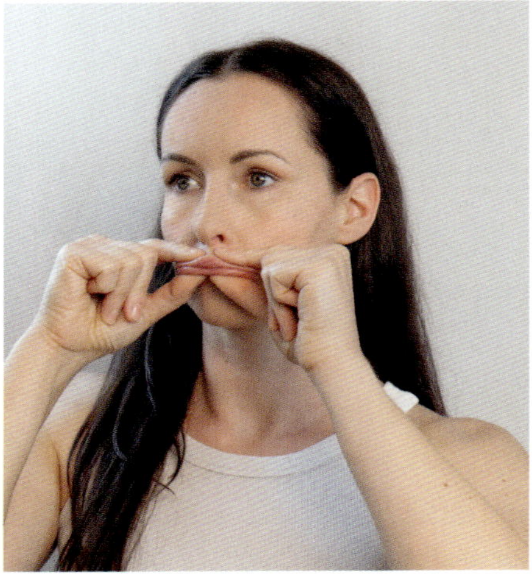

Wangen kneifen und wischen (siehe Seite 70)

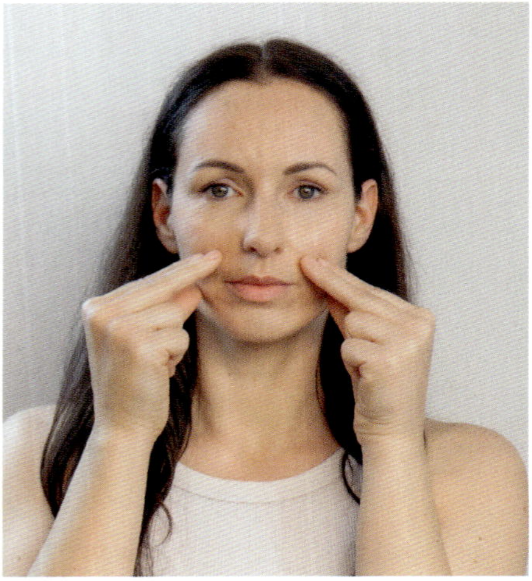

Wangen kneifen

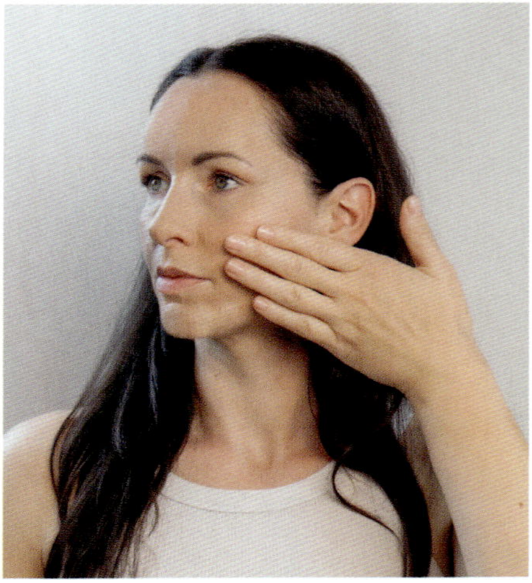

Wangen wischen

Lippen kreisen und kneifen (siehe Seite 78 f.)

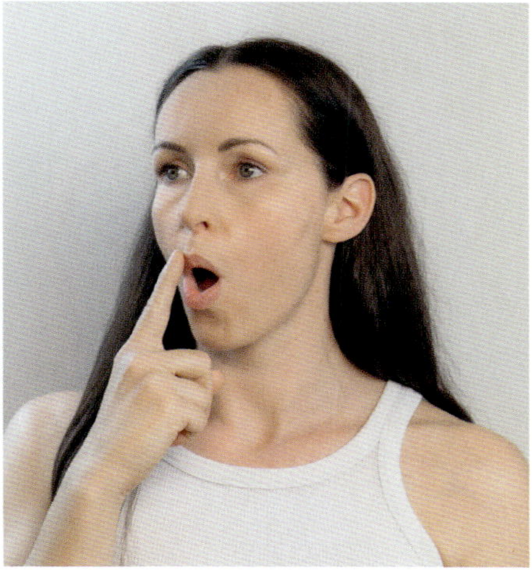

Lippen kreisen

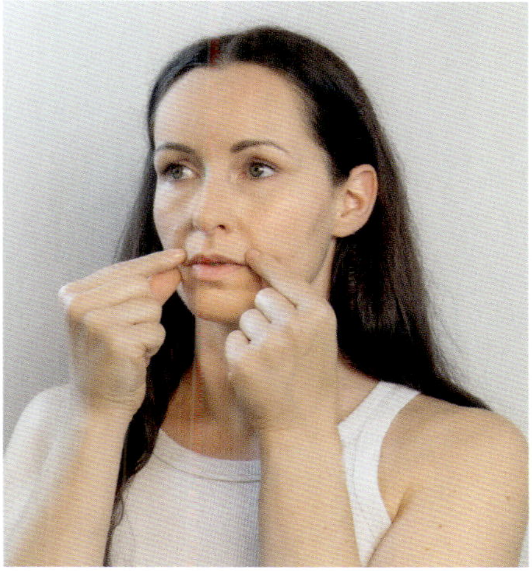

Lippen kneifen

Kinnlinie kneifen und streichen (siehe Seite 84)

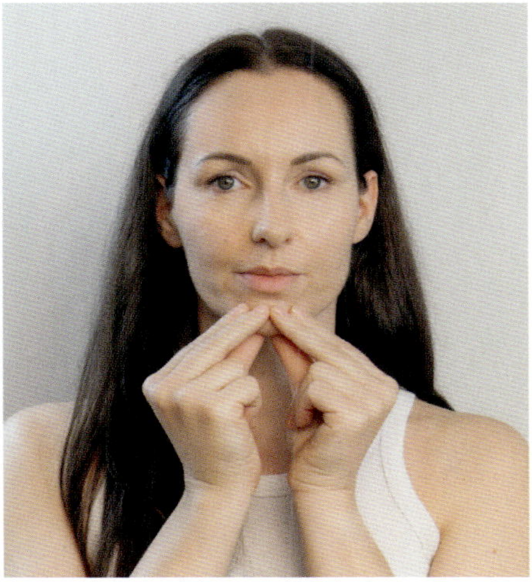

Kinnlinie kneifen

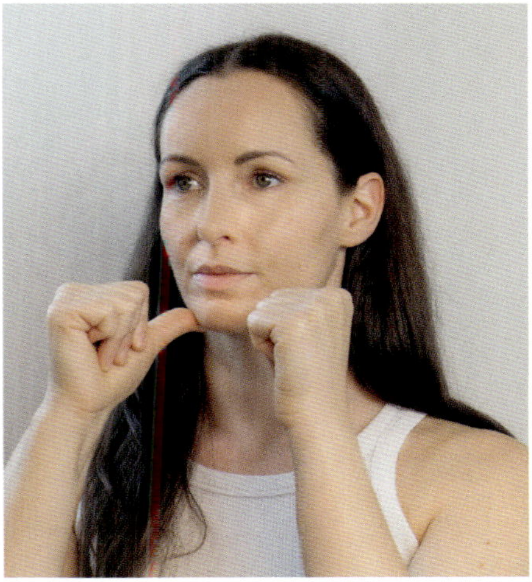

Kinnlinie streichen

Hals rollen (siehe Seite 87)

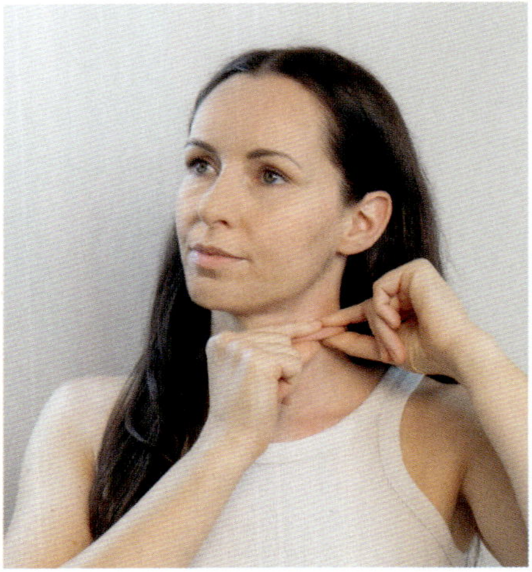

Kopfwendemuskel lösen (siehe Seite 88)

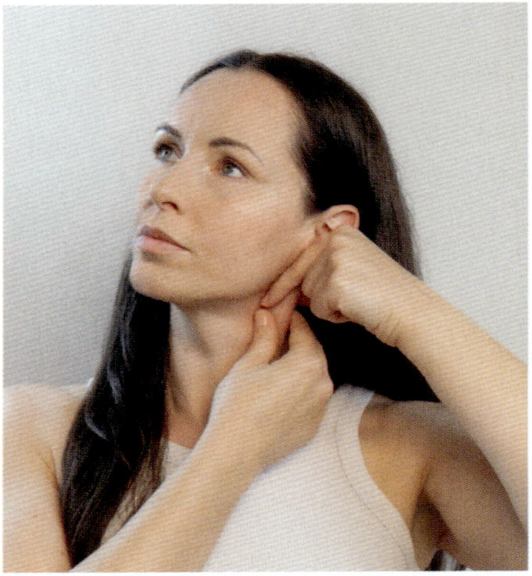

Tapping (siehe Seite 56)

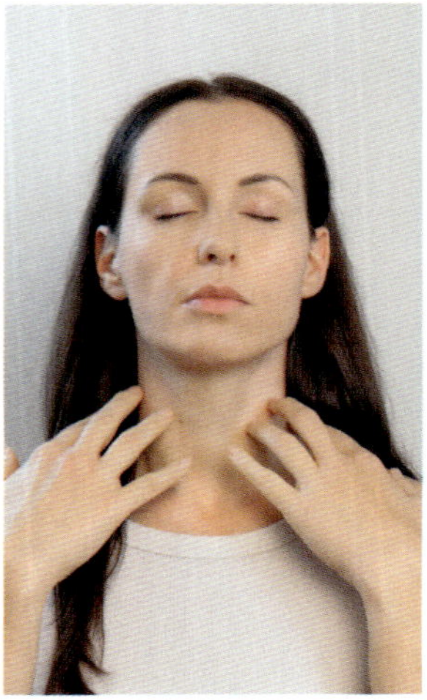

Klopfen am Hals

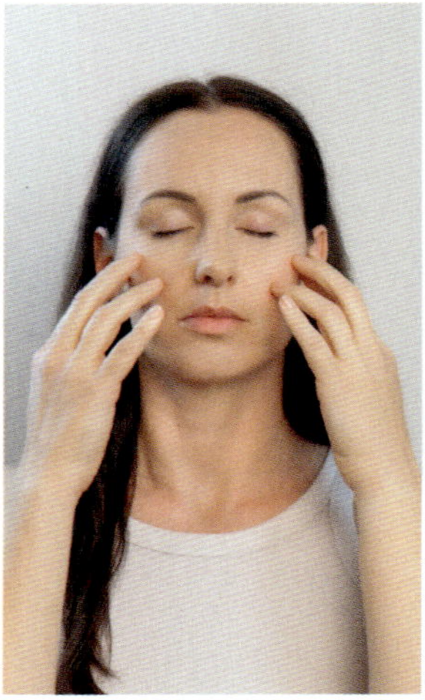

Klopfen zwischen Kinnlinie und Augen

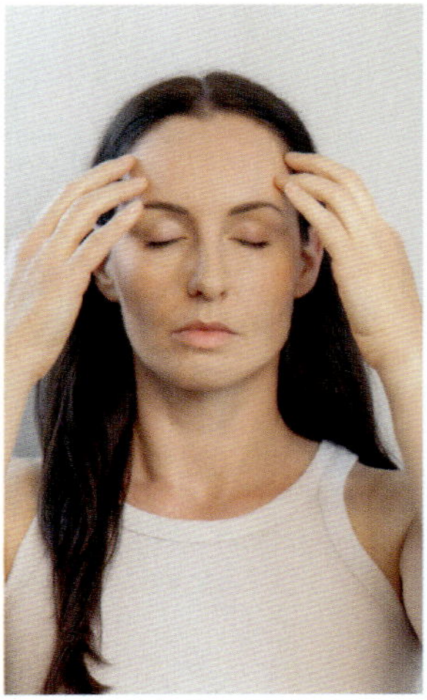

Klopfen auf der Stirn

Kräftigung für das ganze Gesicht

Wann und wofür: Während die vorherigen Sequenzen vor allem einen entspannenden Charakter haben, sind die folgenden beiden Übungsabfolgen kraftvoller und intensiv glättend sowie liftend. Du kannst sie zu jeder Tageszeit durchführen.

Dauer: 10 Minuten

Diese Sequenz kannst du über den QR-Code im Anhang (Seite 171) als Video abrufen.

Stirnlifting (siehe Seite 60)

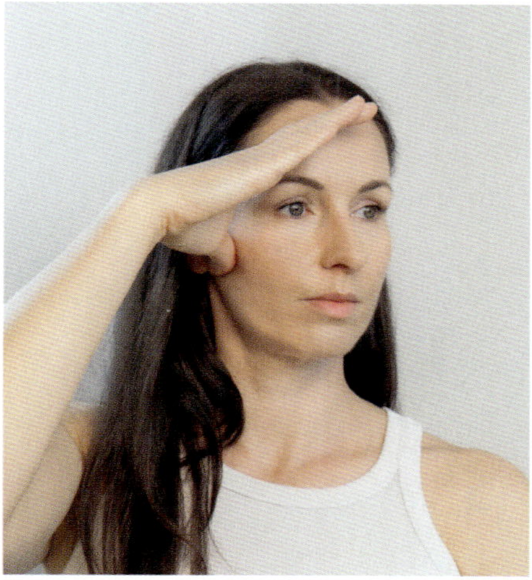

Brauenpresse (siehe Seite 63)

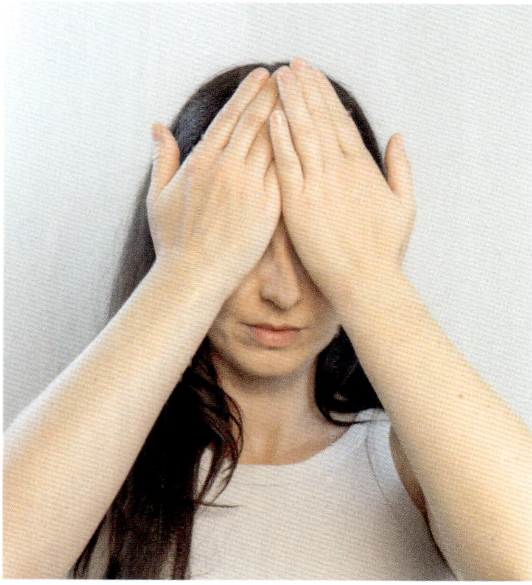

Wangenlifting mit offenem Mund (siehe Seite 69)

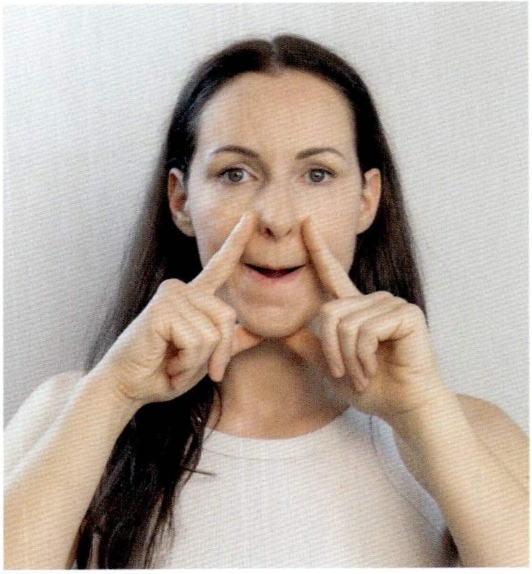

Wangen aufblasen (siehe Seite 73)

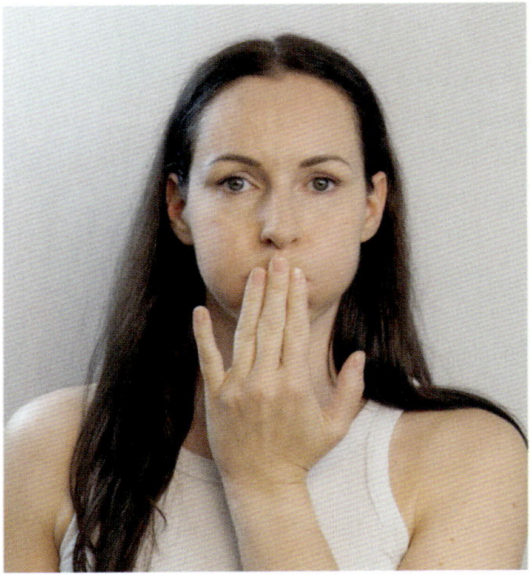

Zunge mit den Lippen festhalten (siehe Seite 74)

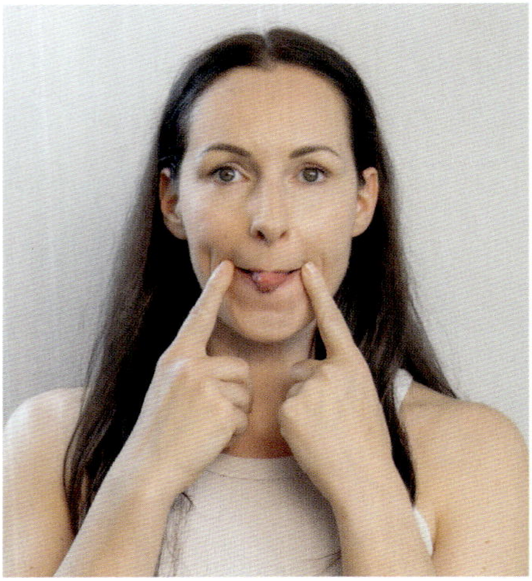

O-Mund und Lifting mit den Händen (siehe Seite 77)

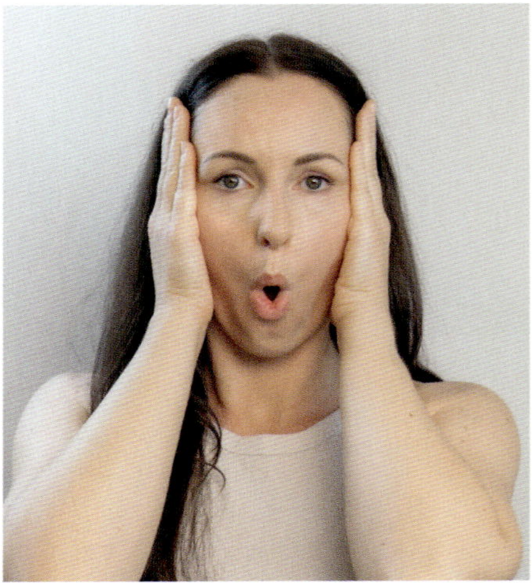

Gecko (siehe Seite 82)

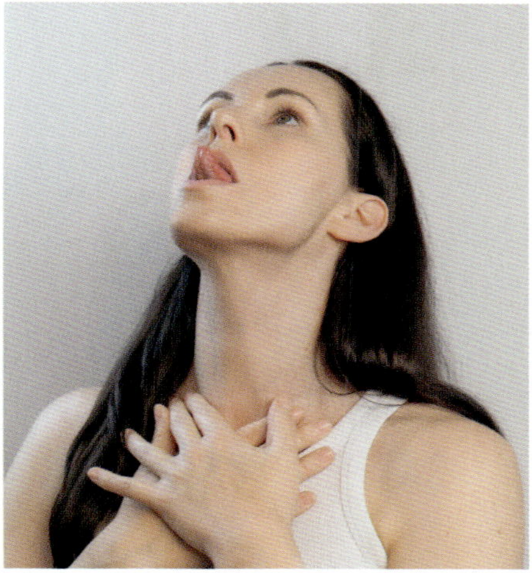

Gecko nach vorn

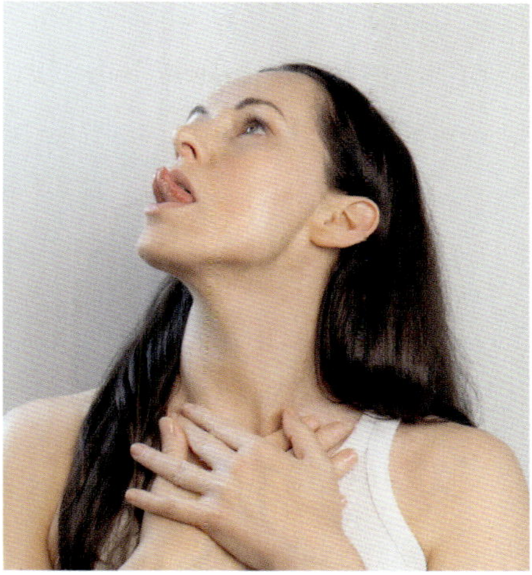

Gecko zur Seite

Tapping (siehe Seite 56)

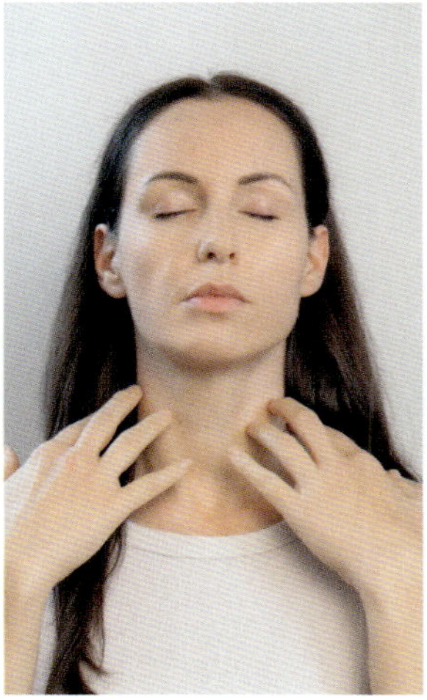

Klopfen am Hals

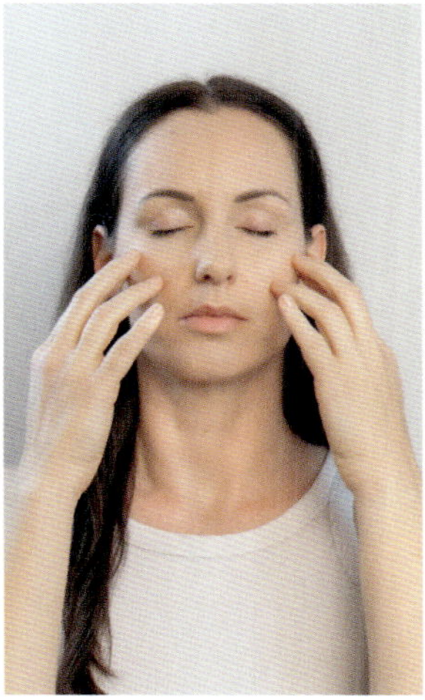

Klopfen zwischen Kinnlinie und Augen

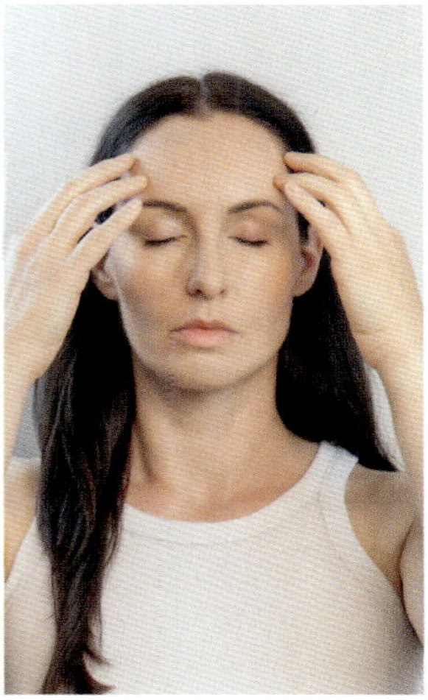

Klopfen auf der Stirn

Dauer: 20 Minuten

Rufe dir diese Sequenz über den QR-Code im Anhang (siehe Seite 171) als Video ab.

Stirn-Faust-Massage (siehe Seite 59)

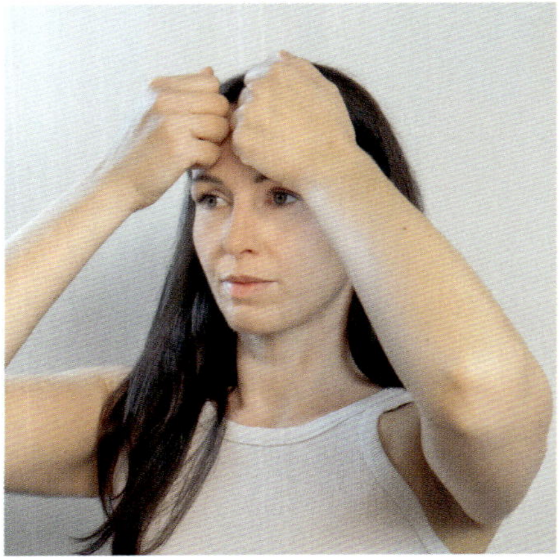

Stirnlifting (siehe Seite 60)

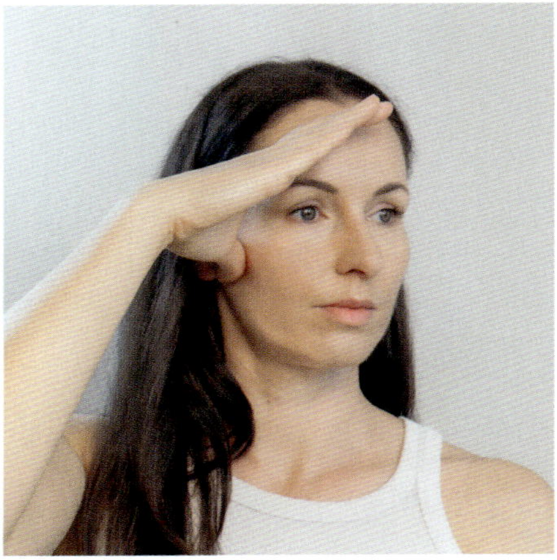

Schlupflider reduzieren (siehe Seite 64)

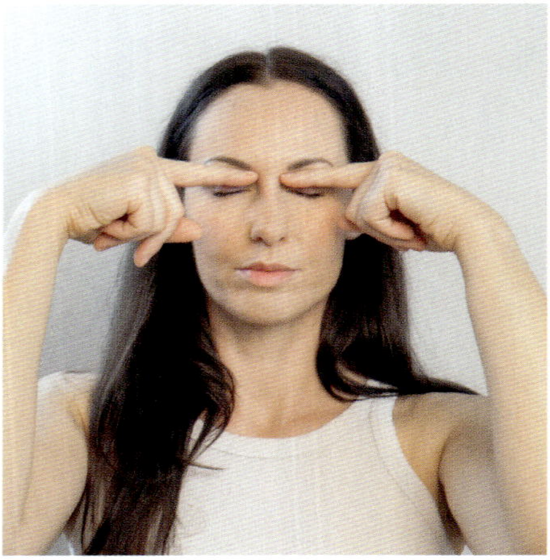

Katzenaugen (siehe Seite 65)

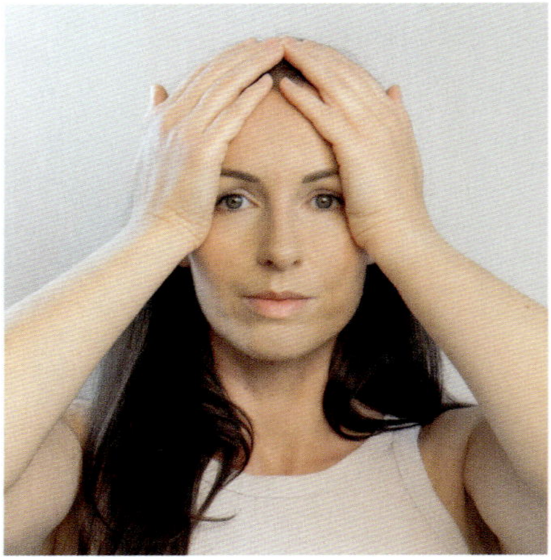

Großes Augen-V (siehe Seite 66)

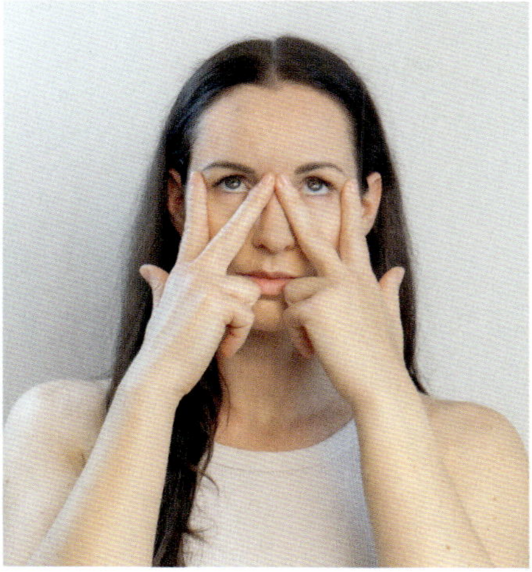

Wangenhaken (siehe Seite 68)

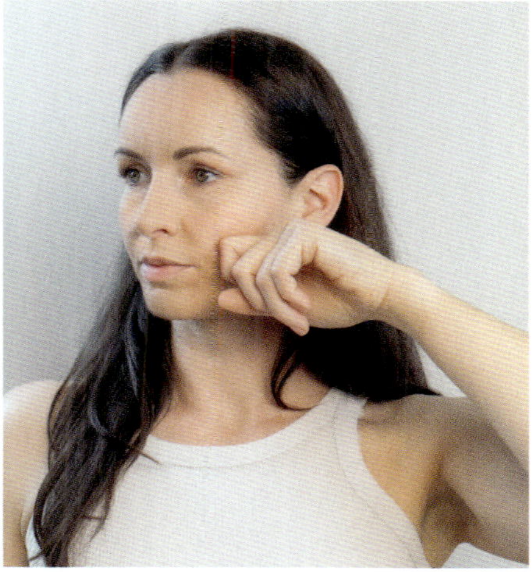

Wangenlifting mit offenem Mund (siehe Seite 69)

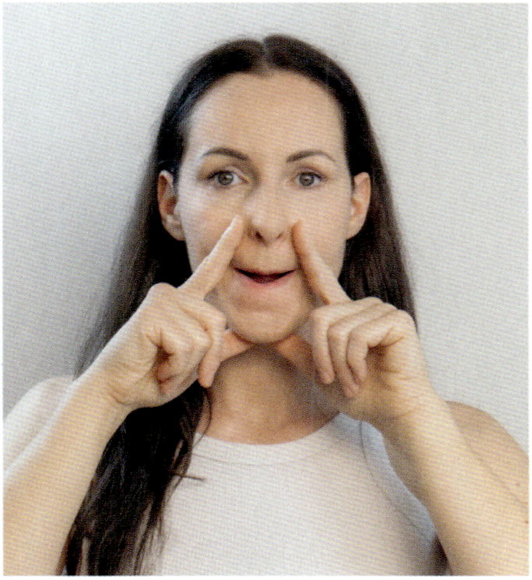

Wangenlifting mit geschlossenem Mund (siehe Seite 70)

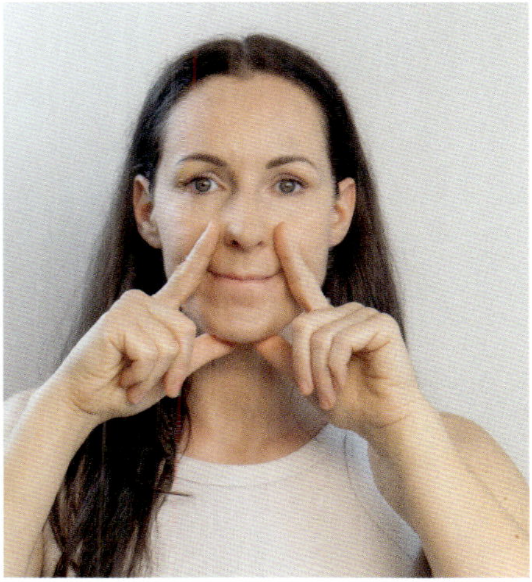

Wangenpartie pulsierend definieren
(siehe Seite 72)

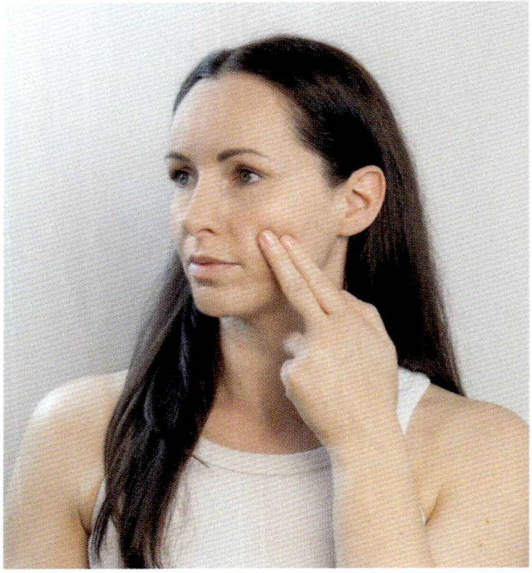

Zunge mit den Lippen festhalten
(siehe Seite 74)

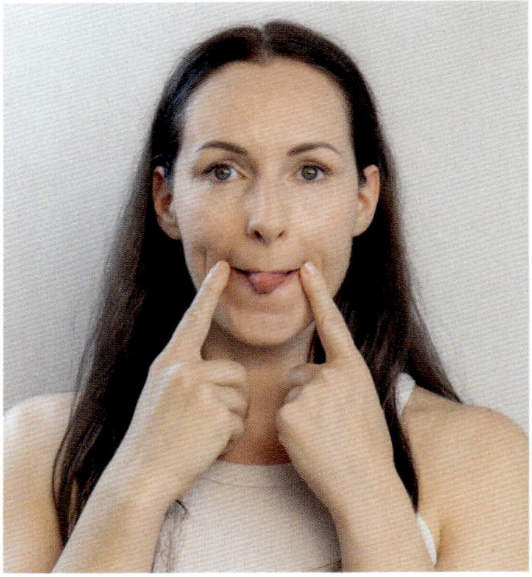

Fischmund (siehe Seite 80 f.)

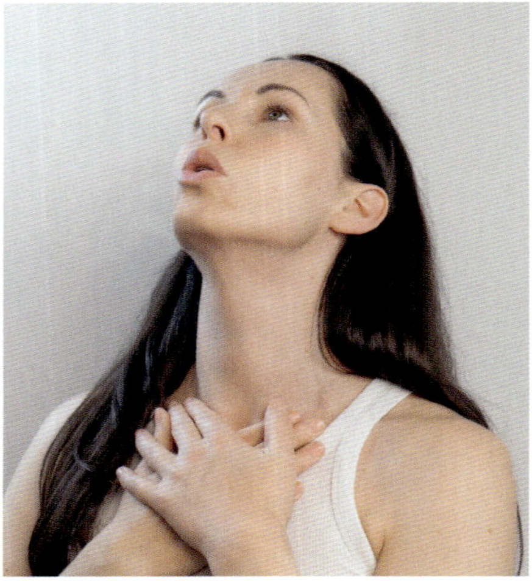

Fischmund nach vorn

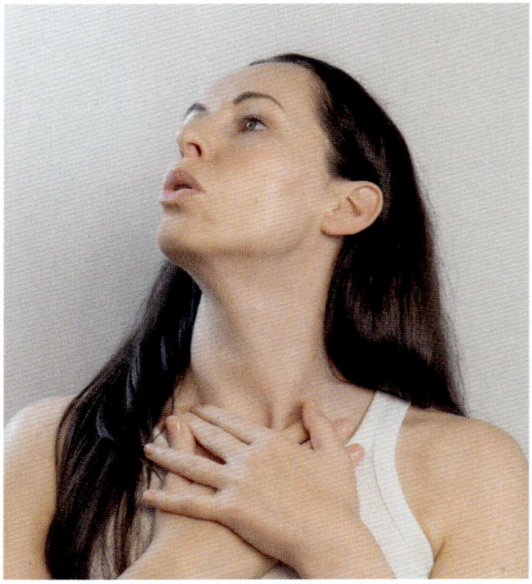

Fischmund zur Seite

O-E-Bewegung (siehe Seite 76)

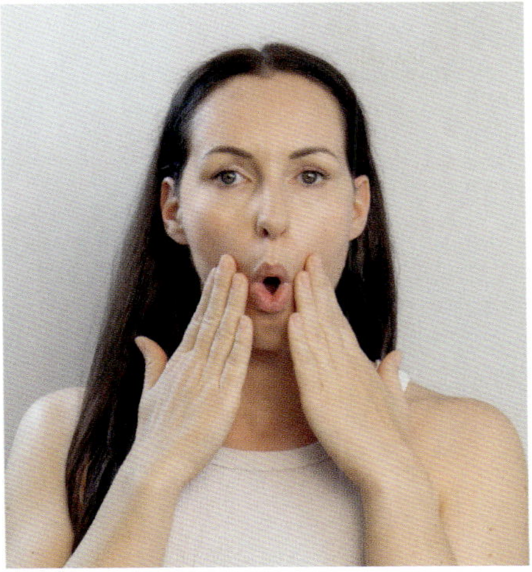

Kiss the sky (siehe Seite 86)

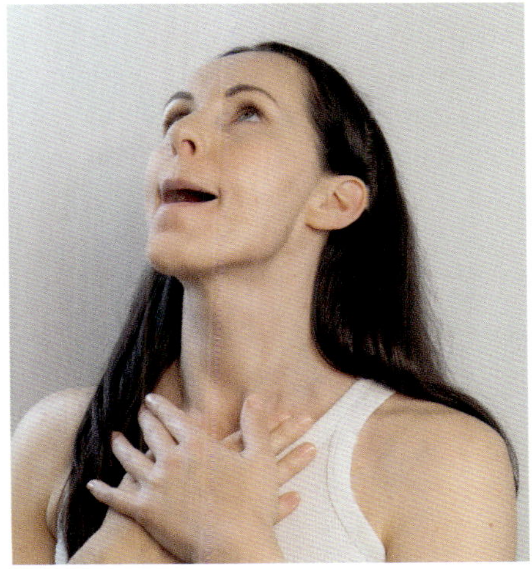

Tapping (siehe Seite 56)

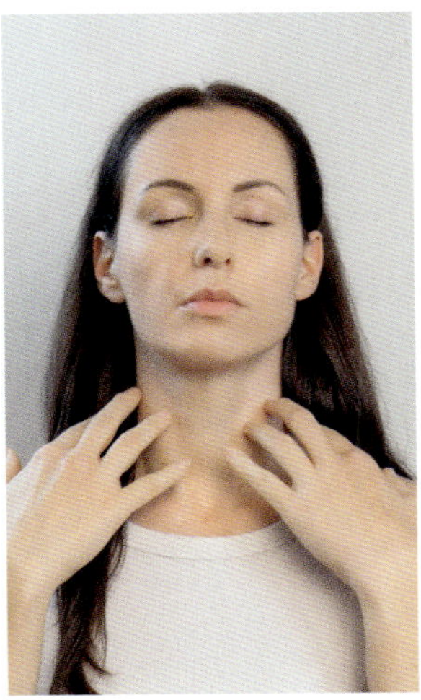

Klopfen am Hals

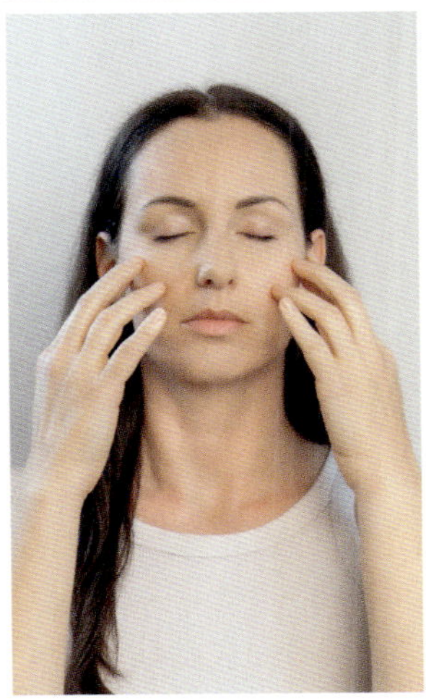

Klopfen zwischen Kinnlinie und Augen

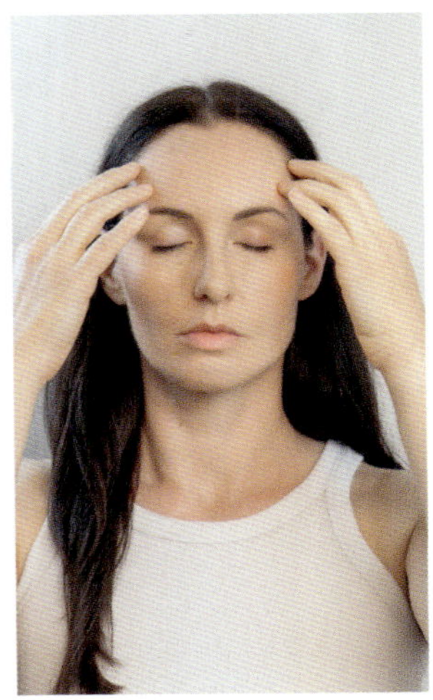

Klopfen auf der Stirn

Gesichtsyogasequenz für das ganze Gesicht

Wann und wofür: Diese Sequenz vereint entspannende und kraftvolle Übungen zu einer ausgiebigen Face-Yoga-Praxis. Übe am besten an einem freien Tag oder am Wochenende, wenn du Zeit hast, dich deinem Gesicht intensiv zu widmen. Praktiziere sie maximal zwei- oder dreimal pro Woche.

Dauer: 30 Minuten

Tapping (siehe Seite 56)

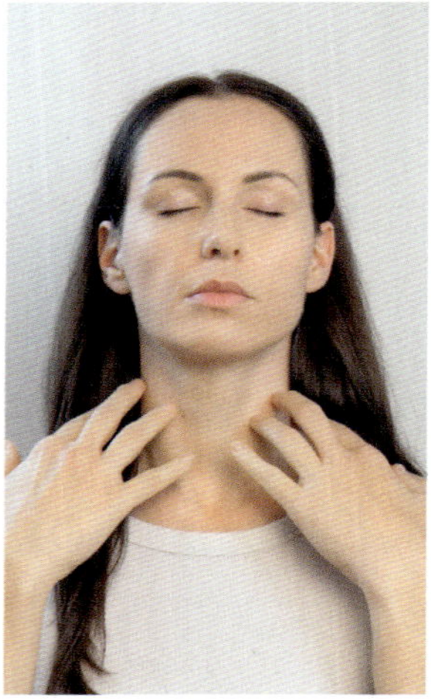

Klopfen am Hals

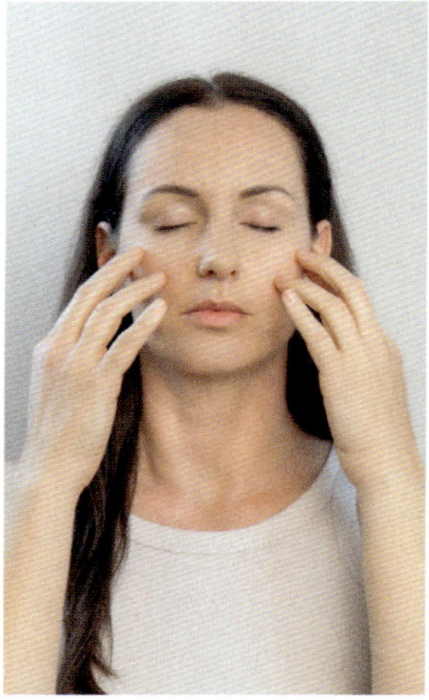

Klopfen zwischen Kinnlinie und Augen

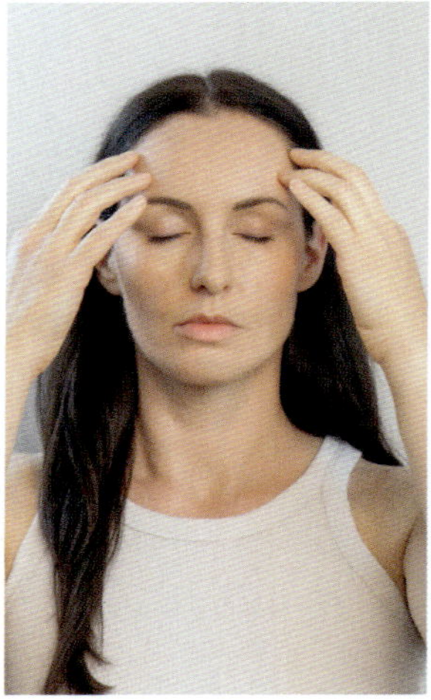

Klopfen auf der Stirn

Stirn ausstreichen (siehe Seite 58)

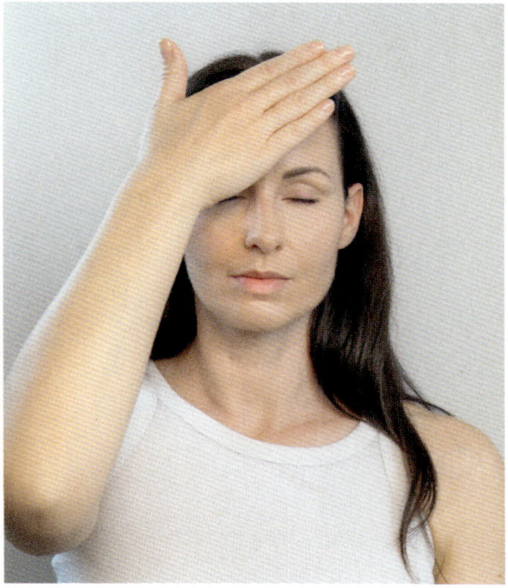

Stirnlifting (siehe Seite 60)

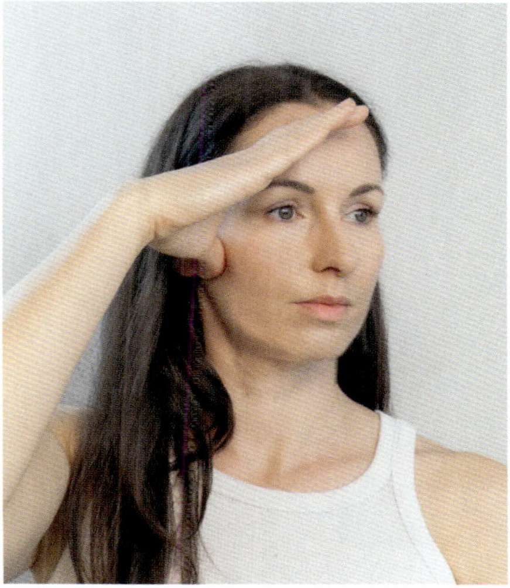

Kopfhautmassage (siehe Seite 62)

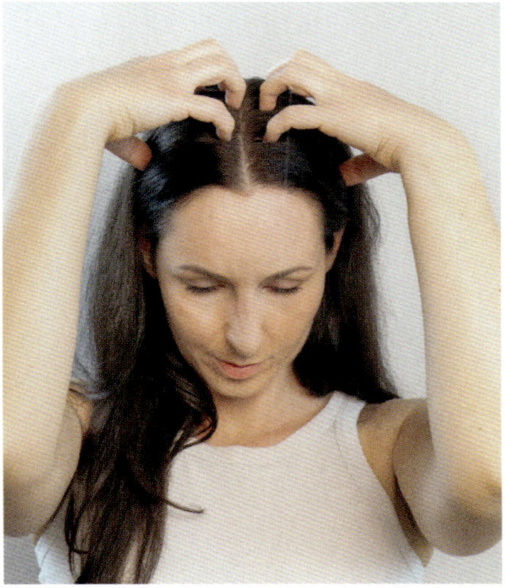

Brauenpresse (siehe Seite 63)

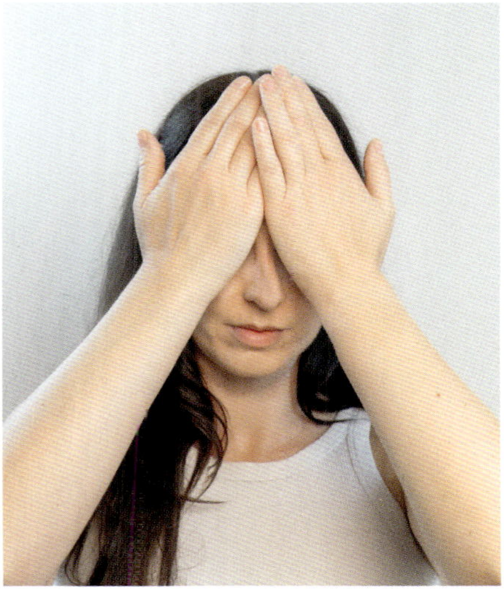

Katzenaugen (siehe Seite 65)

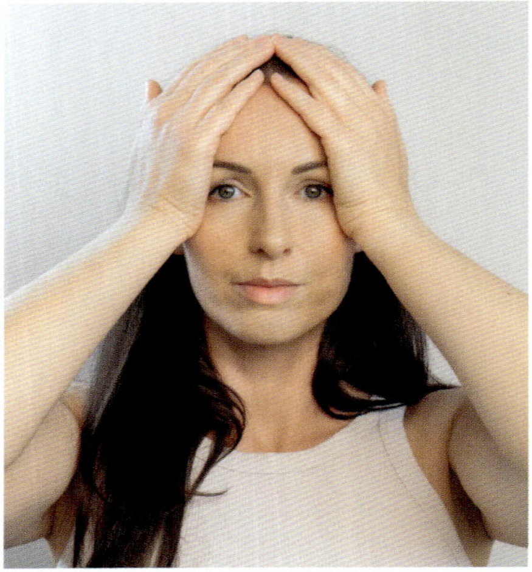

Großes Augen-V (siehe Seite 66)

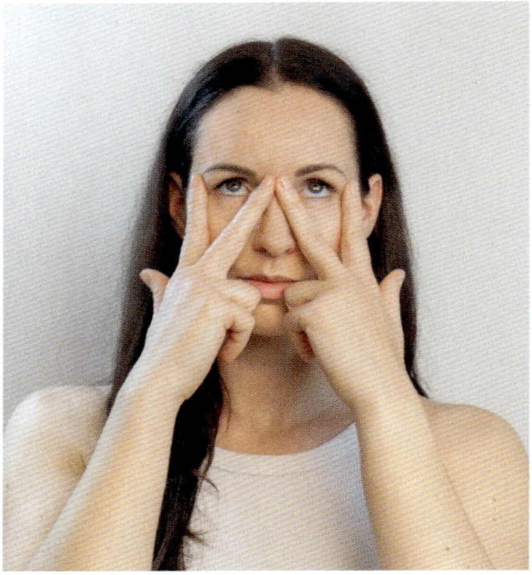

Lymphdrainage und Akupressur für die Augen (siehe Seite 67)

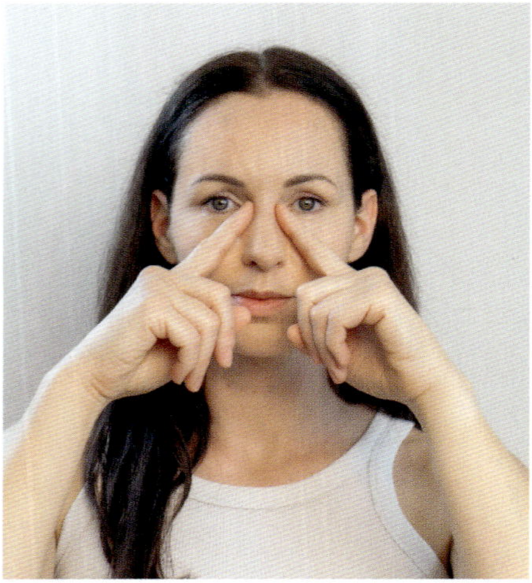

Wangenlifting mit offenem Mund (siehe Seite 69)

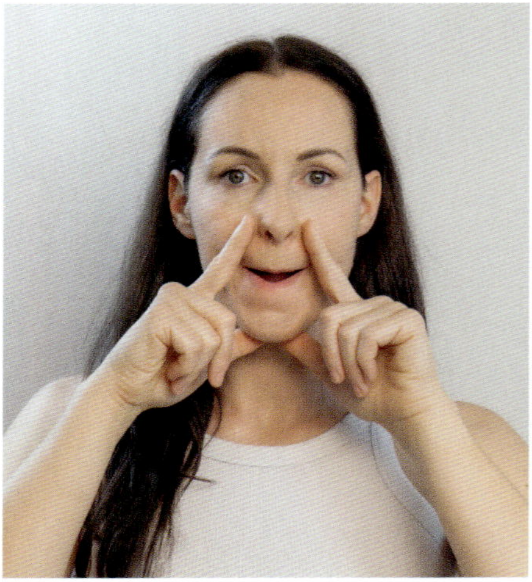

Wangen kneifen und wischen (siehe Seite 70)

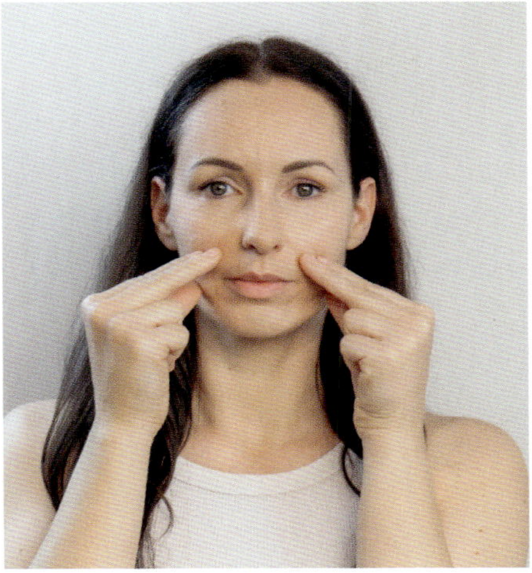

Wangen kneifen

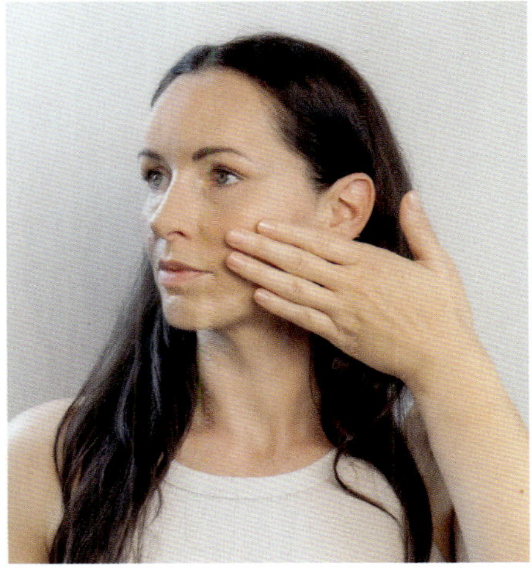

Wangen wischen

Wangenpartie pulsierend definieren (siehe Seite 72)

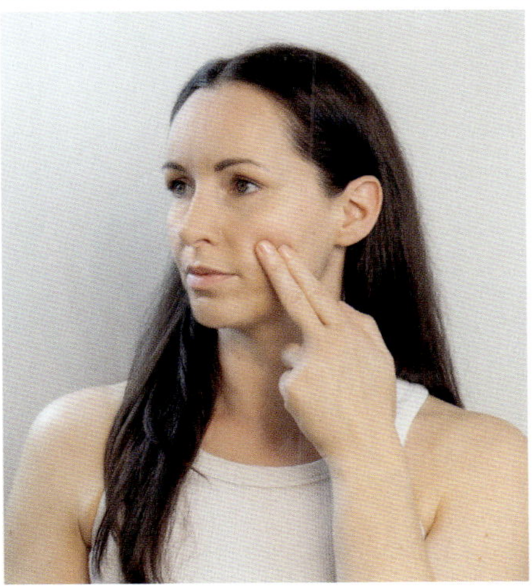

Rollende Lippenmassage (siehe Seite 75)

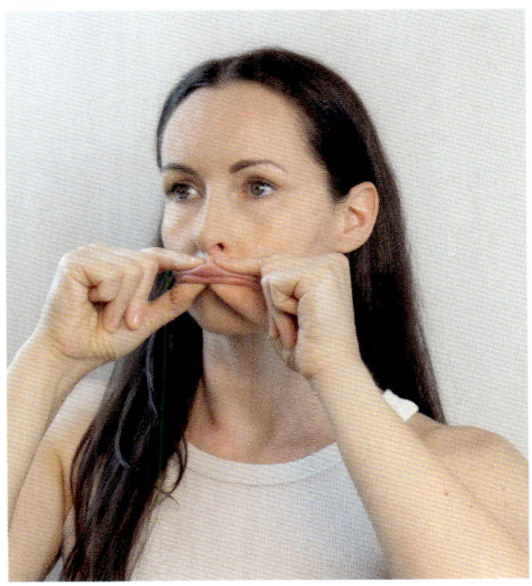

Lippen kreisen und kneifen (siehe Seite 78 f.)

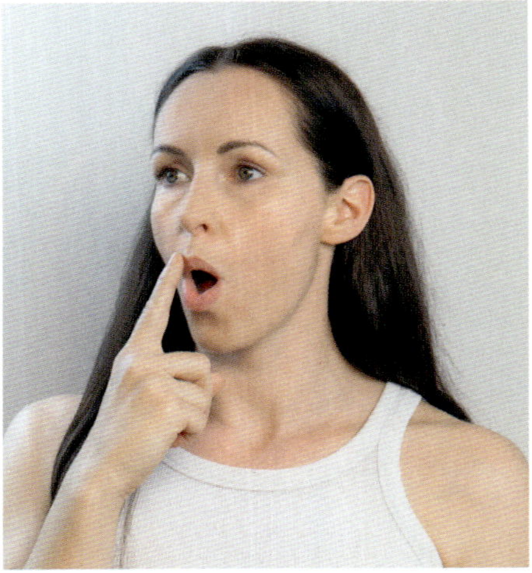

Lippen kreisen

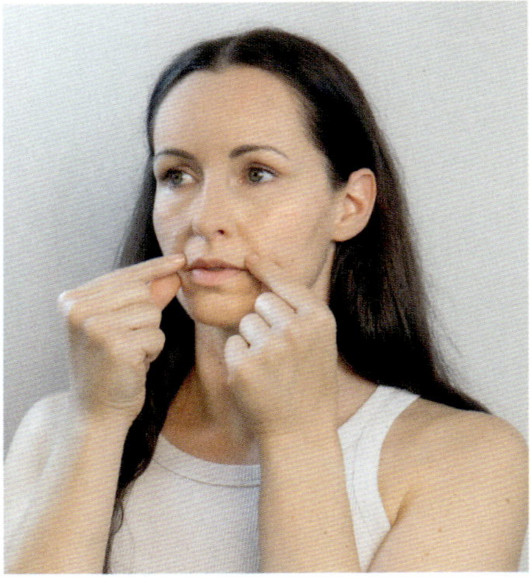

Lippen kneifen

Gecko (siehe Seite 82)

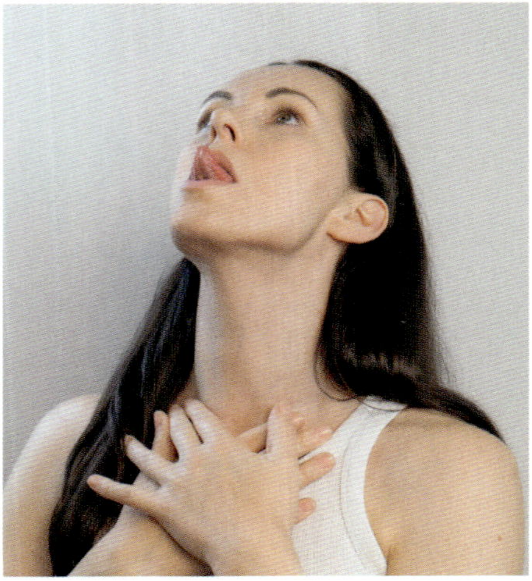

Gecko nach vorn

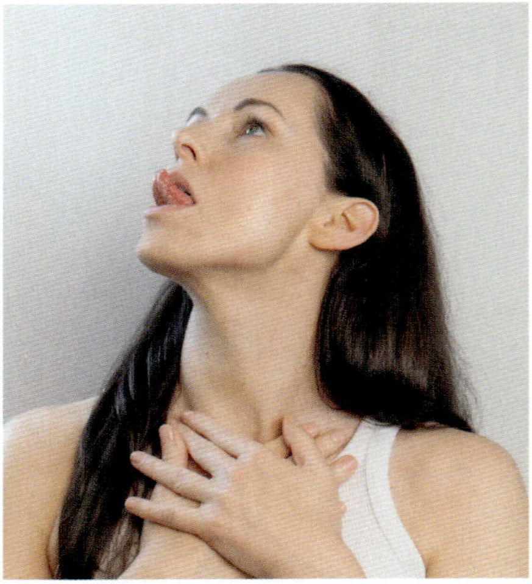

Gecko zur Seite

Kinnhaken (siehe Seite 83)

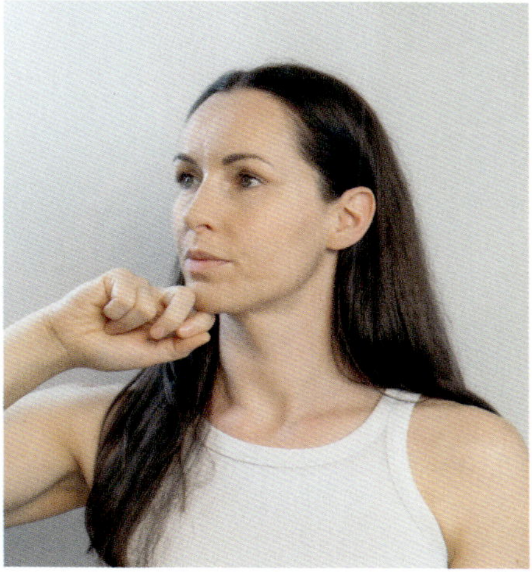

Marionettenfalten massieren (siehe Seite 85)

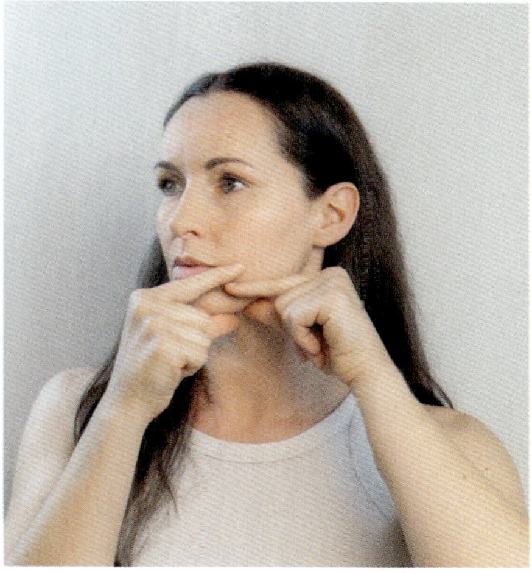

Kinnlinie kneifen und streichen (siehe Seite 84)

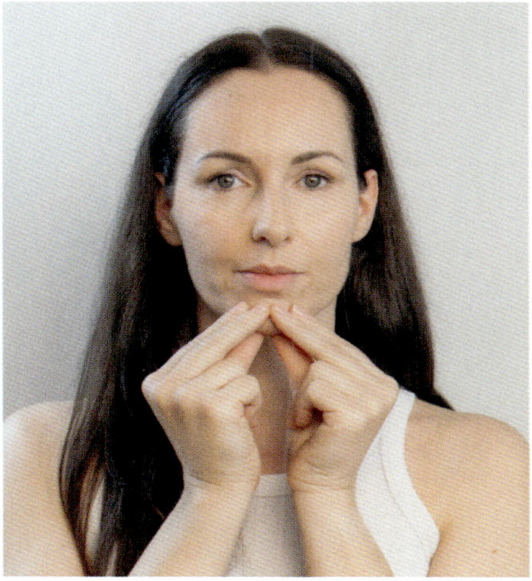

Kinnlinie kneifen

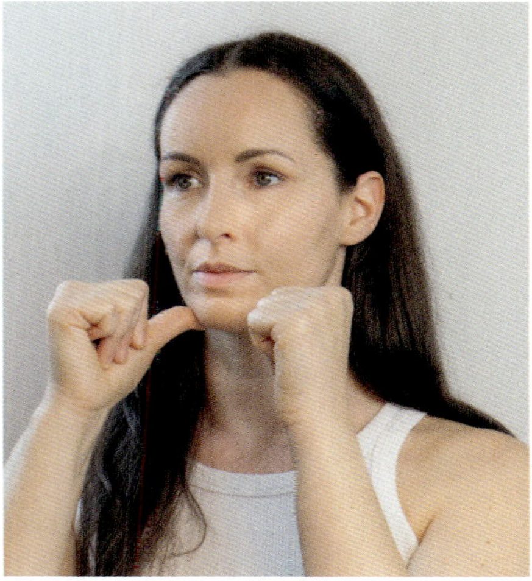

Kinnlinie streichen

Kopfwendemuskel lösen (siehe Seite 88)

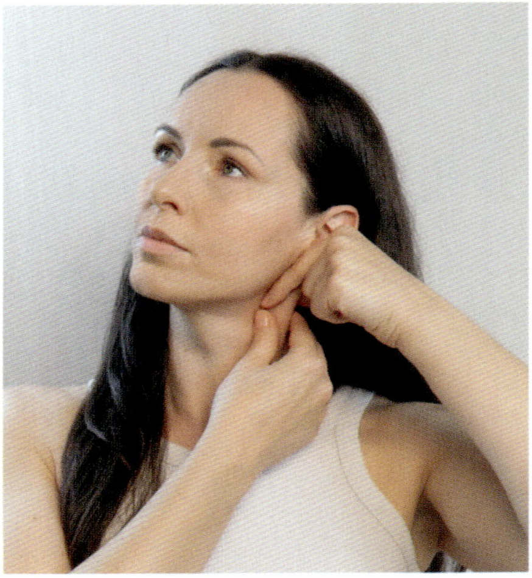

Tapping (siehe Seite 56)

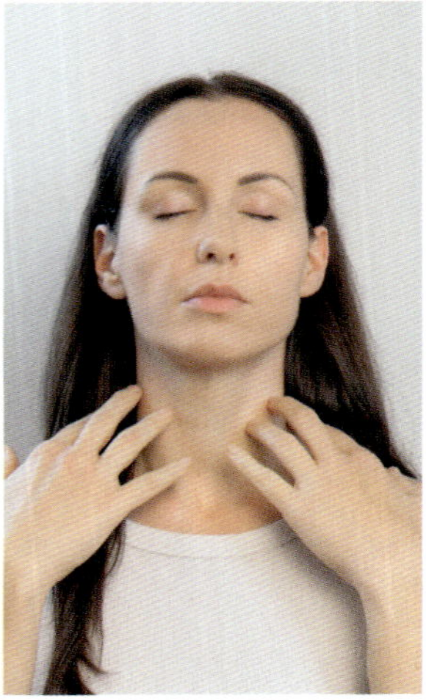

Klopfen am Hals

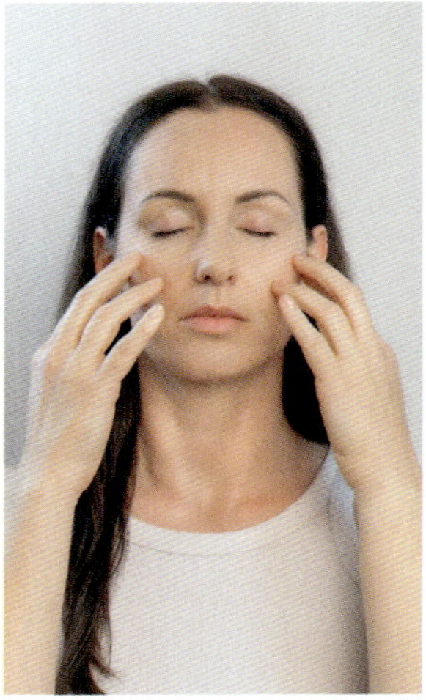

Klopfen zwischen Kinnlinie und Augen

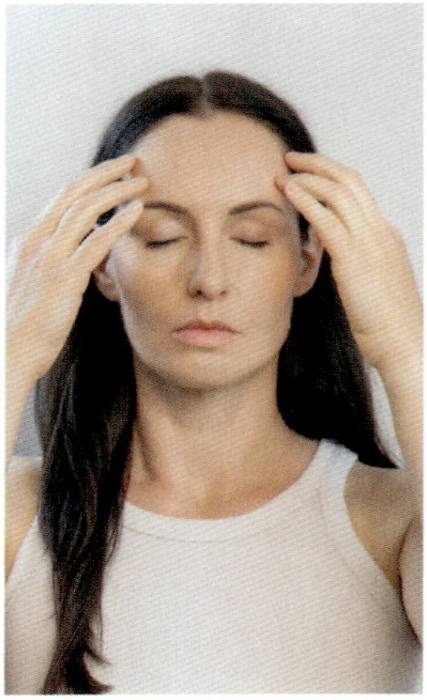

Klopfen auf der Stirn

Abendentspannung

Wann und wofür: Diese Sequenz eignet sich für den Abend, da sie aufgrund der ausgewählten kraftvollen Übungen die Aktivität deiner mimischen Muskulatur ausbalanciert, während die massierenden Übungen stark beanspruchte Muskelpartien von Spannung befreien. Somit reduzierst du den Stress der vergangenen Stunden, kannst zur Ruhe kommen und findest ein entspanntes Ende für deinen Tag. Das wird dazu führen, dass du nicht nur mit einem gelösten und weichen Gesicht einschläfst, sondern auch besser durchschlafen kannst.

Dauer: 15 Minuten

Tapping (siehe Seite 56)

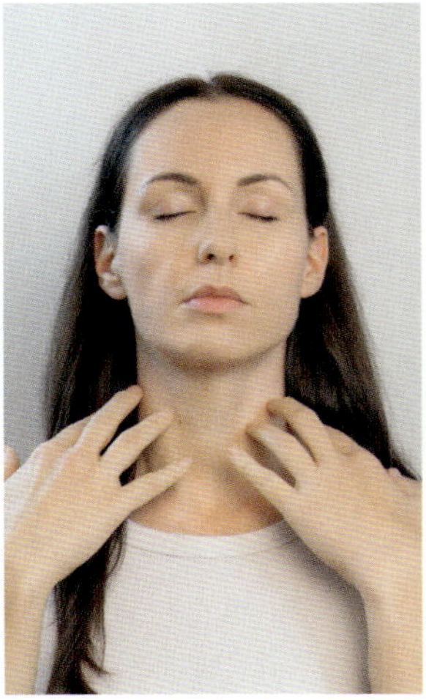

Klopfen am Hals

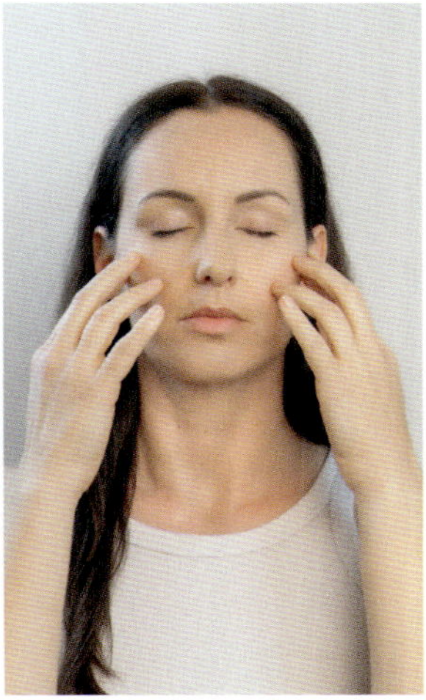

Klopfen zwischen Kinnlinie und Augen

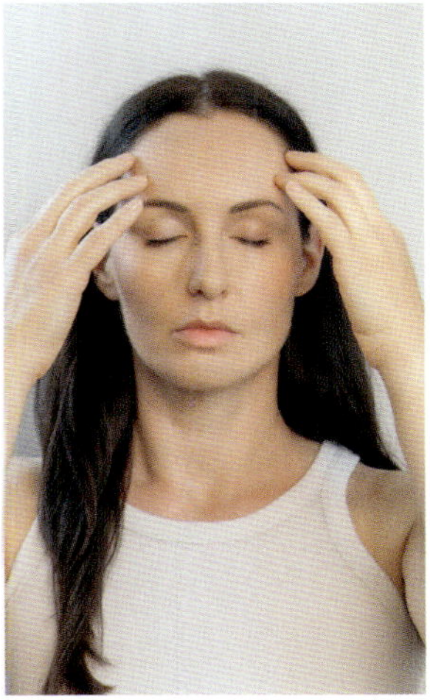

Klopfen auf der Stirn

Stirn-Faust-Massage (siehe Seite 59)

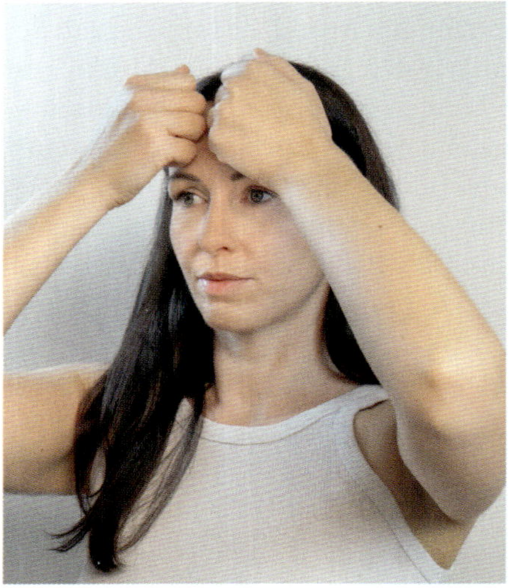

Brauenpresse (siehe Seite 63)

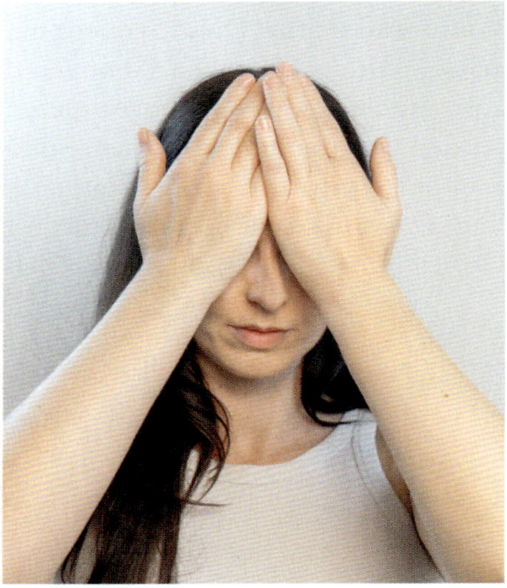

Zornesfalten ausrollen und Augenbrauen kneifen (siehe Seite 61)

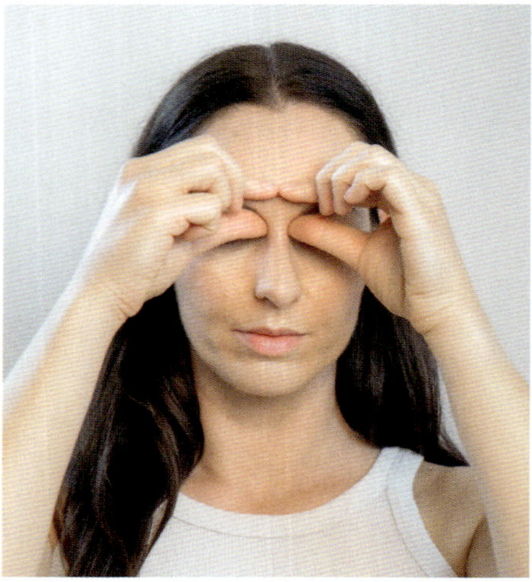

Zornesfalten ausrollen

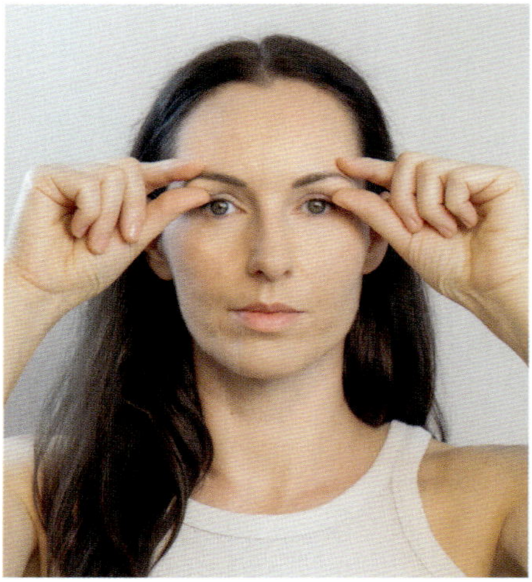

Augenbrauen kneifen

Katzenaugen (siehe Seite 65)

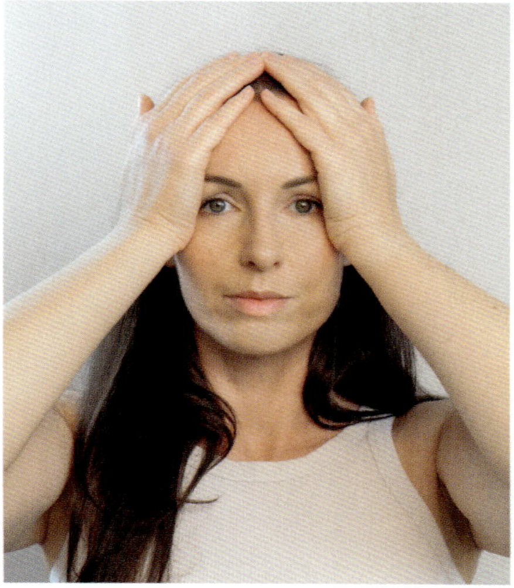

Wangenhaken (siehe Seite 68)

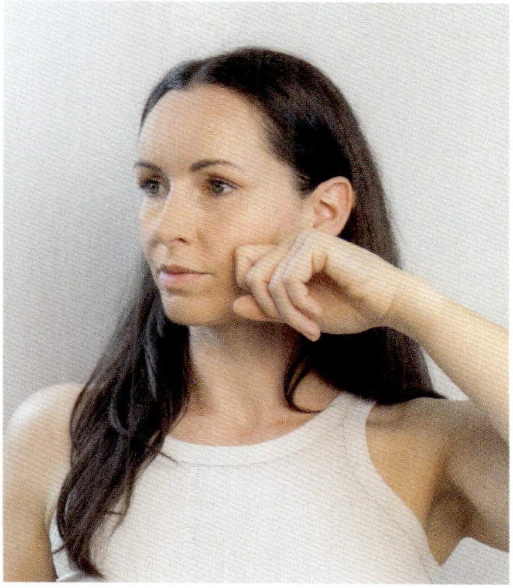

Wangen kneifen und wischen (siehe Seite 70)

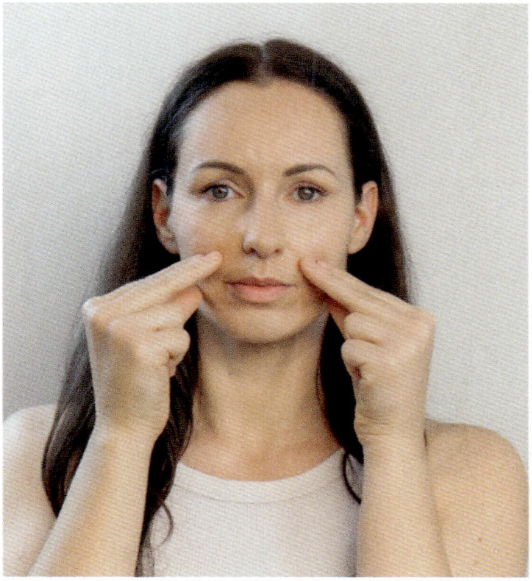

Wangen kneifen

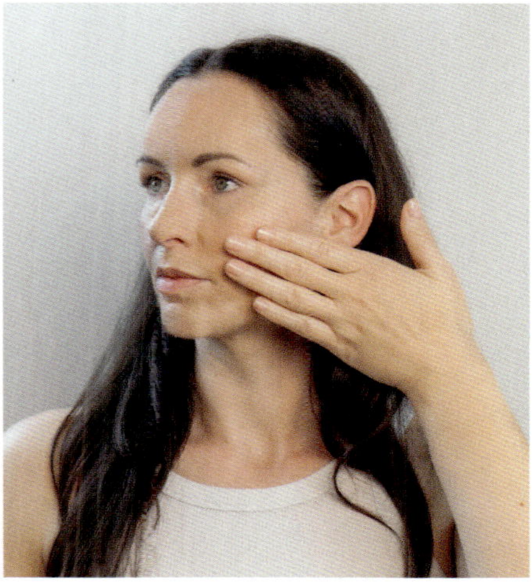

Wangen wischen

Wangenpartie pulsierend definieren (siehe Seite 72)

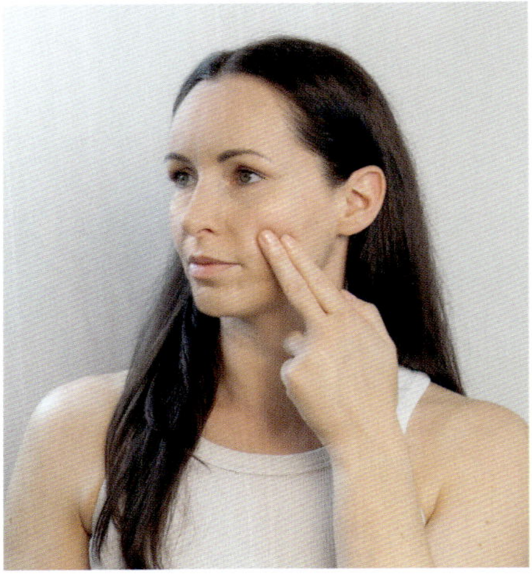

Zunge mit den Lippen festhalten (siehe Seite 74)

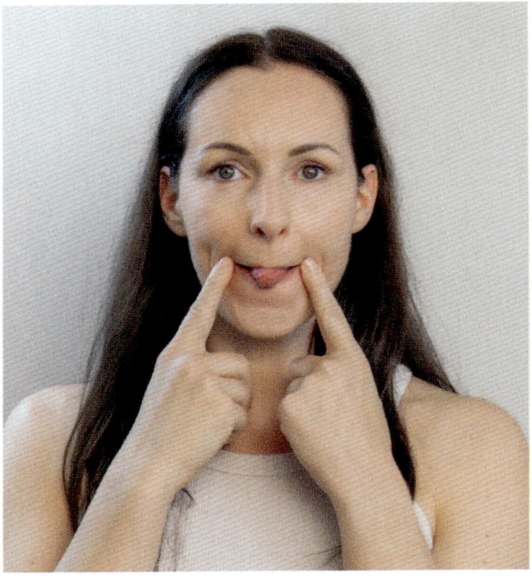

Fischmund (siehe Seite 80 f.)

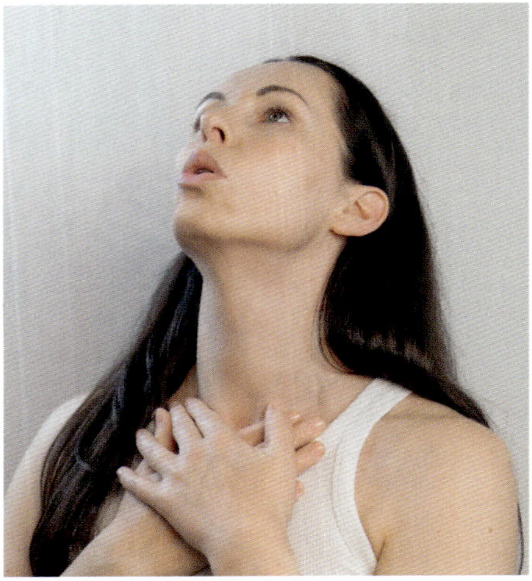

Fischmund nach vorn

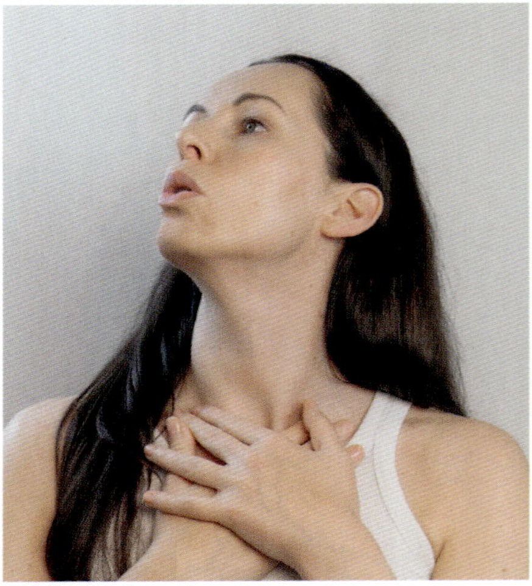

Fischmund zur Seite

Kinnlinie kneifen und streichen (siehe Seite 84)

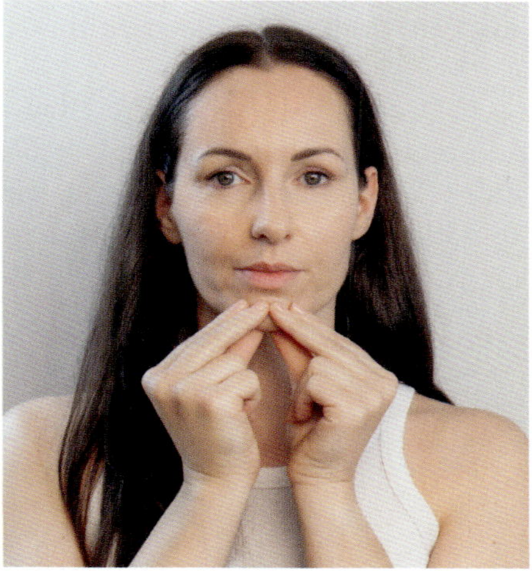

Kinnlinie kneifen

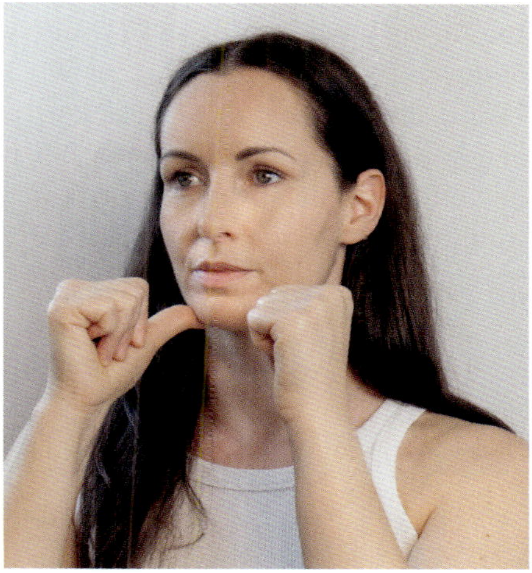

Kinnlinie streichen

Marionettenfalten massieren (siehe Seite 85)

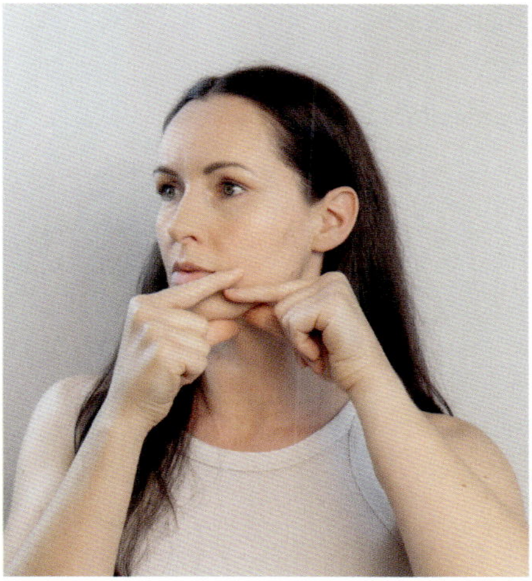

Wiederhole das Tappen vom Anfang der Sequenz (siehe Seite 111, Beschreibung Seite 56).

Morgensequenz für den besten Start in den Tag

Im Anhang (siehe Seite 171) findest du den QR-Code zum Video zu dieser Sequenz.

Wann und wofür: Diese Sequenz eignet sich für den Morgen, da die Übungen helfen, den Lymphstau der Nacht aufzulösen und die Lymphflüssigkeit aus deinem Gesicht abzutransportieren. Das führt dazu, dass deine Augenpartie weniger geschwollen ist, dein Blick frischer wirkt und deine Haut gut durchblutet wird.

Dauer: 20 Minuten

Lymphe öffnen (siehe Seite 53)

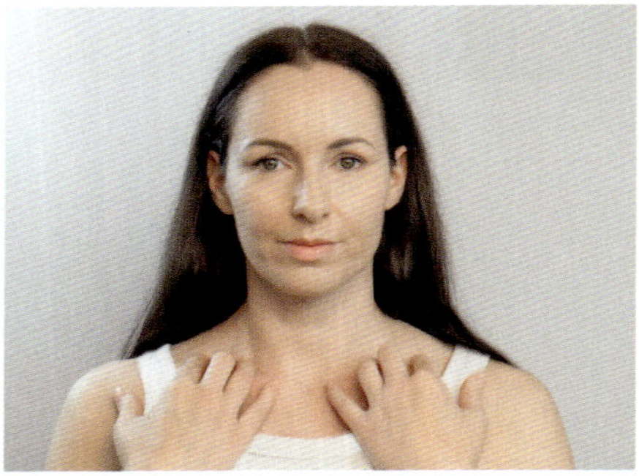

Lymphöffnung an den Schlüsselbeinen

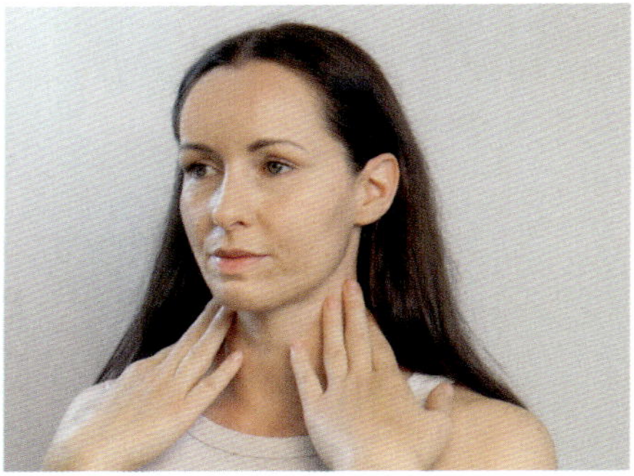

Lymphöffnung am Hals

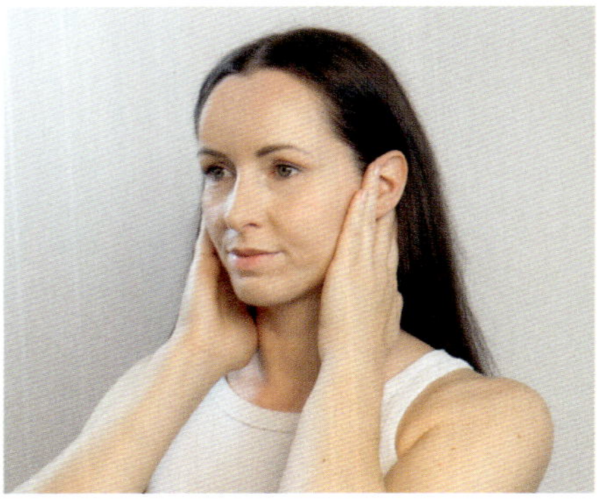

Lymphöffnung vor und hinter den Ohren

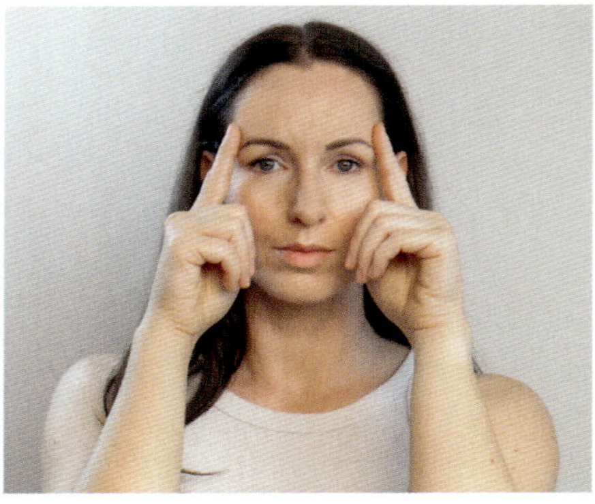

Lymphöffnung im Bereich der Augen

Kopfhautmassage (siehe Seite 62)

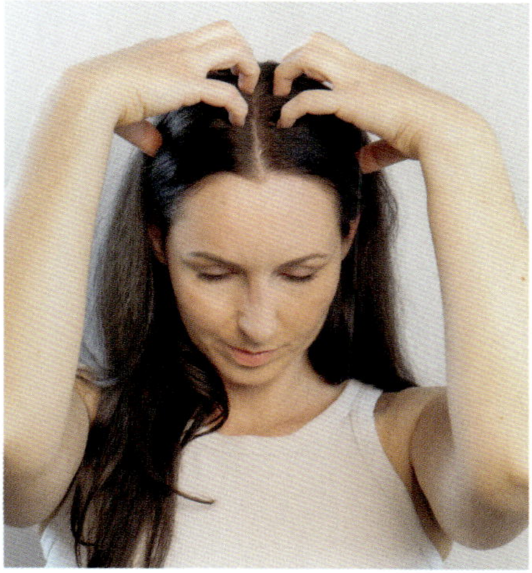

Katzenaugen (siehe Seite 65)

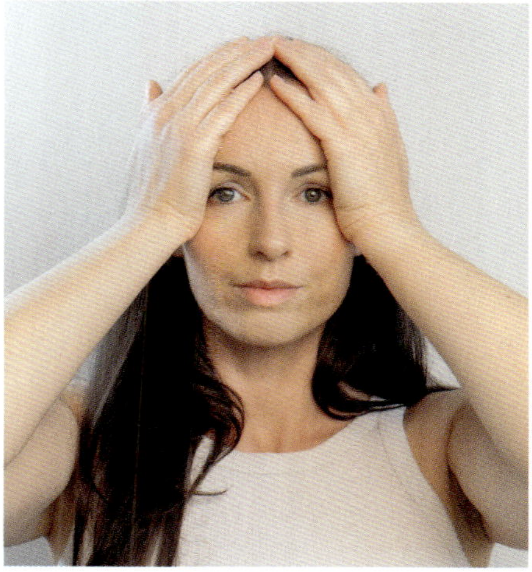

Großes Augen-V (siehe Seite 66)

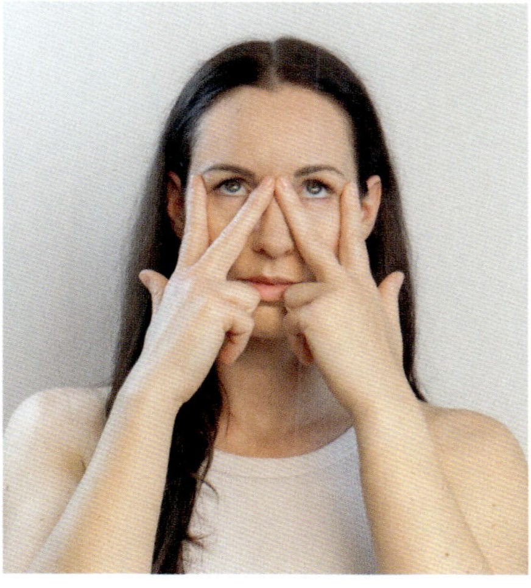

Lymphdrainage und Akupressur für die Augen (siehe Seite 67)

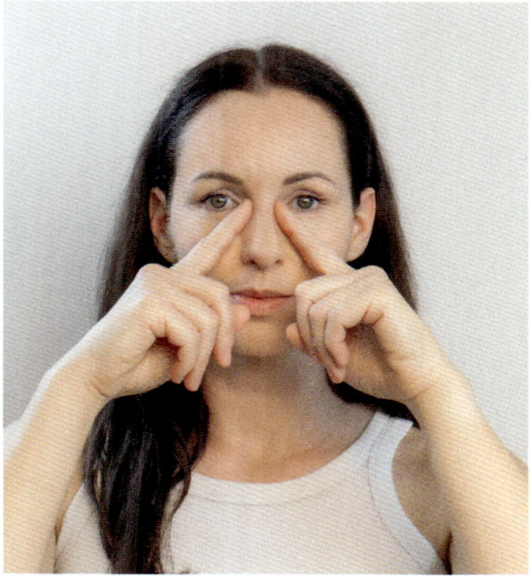

Wangenhaken (siehe Seite 68)

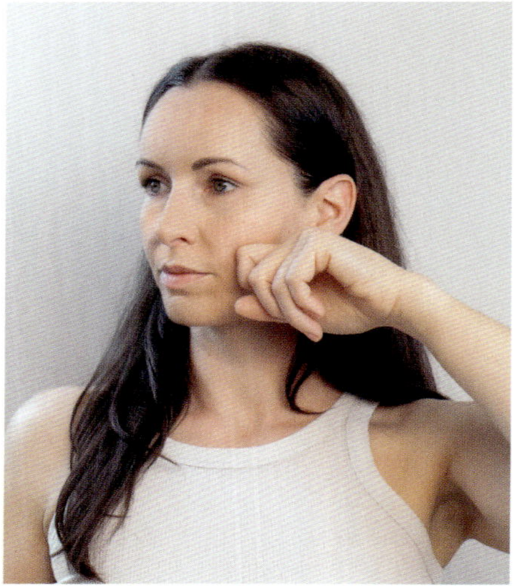

Wangen aufblasen (siehe Seite 73)

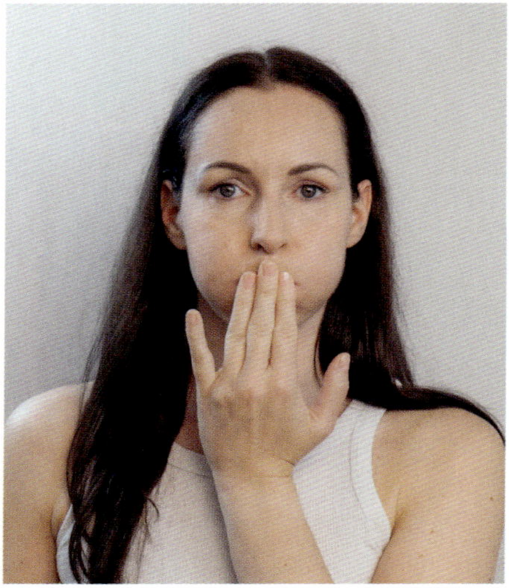

Wangen kneifen und wischen (siehe Seite 70)

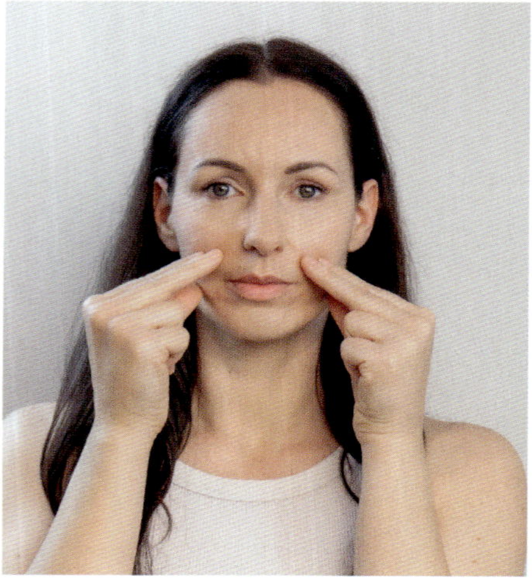

Wangen kneifen

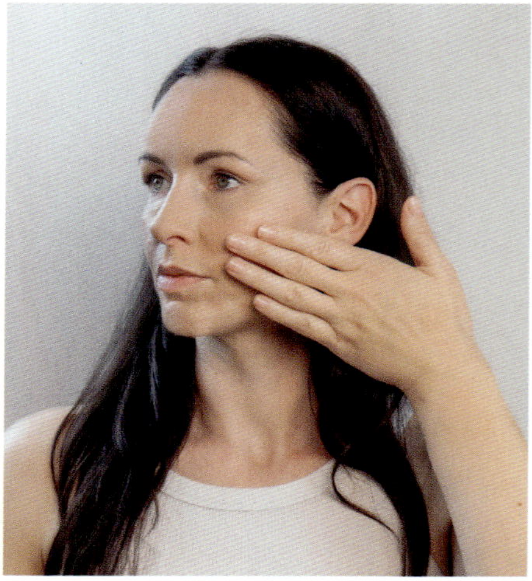

Wangen wischen

Rollende Lippenmassage (siehe Seite 75)

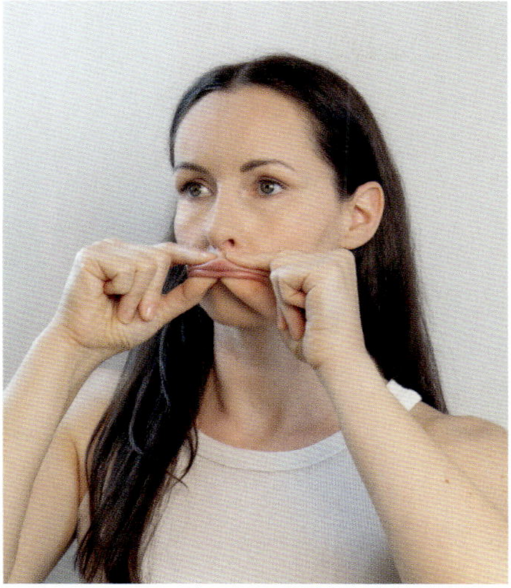

Kinnhaken (siehe Seite 83)

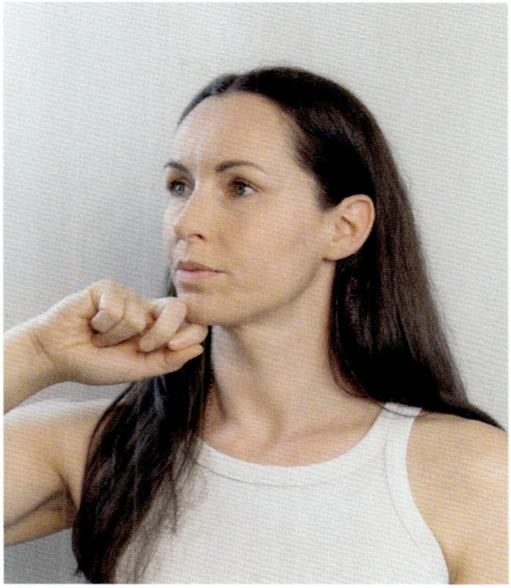

Lippen kreisen und kneifen (siehe Seite 78 f.)

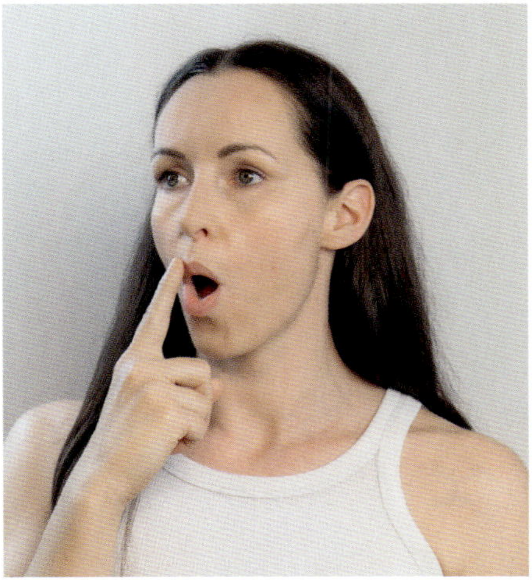

Lippen kreisen

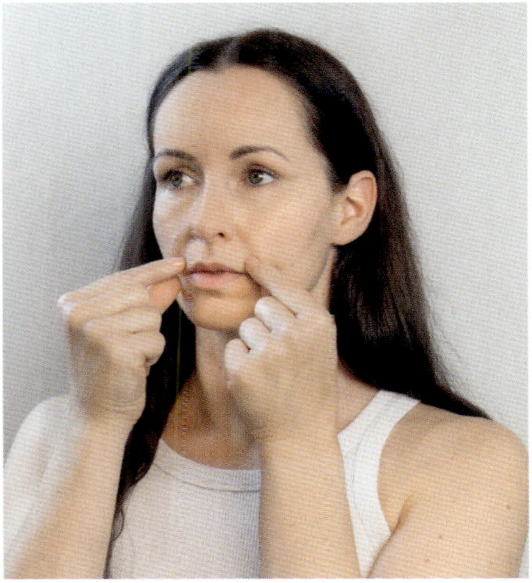

Lippen kneifen

Fischmund (siehe Seite 80 f.)

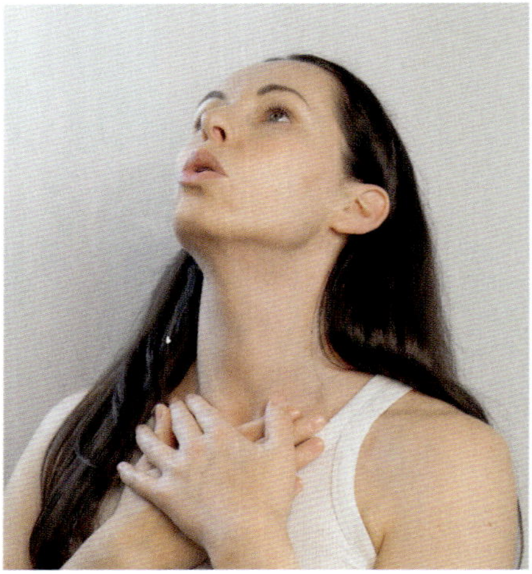

Fischmund nach vorn

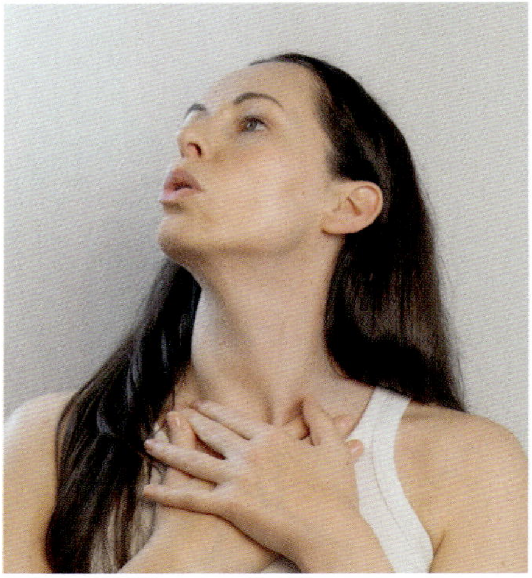

Fischmund zur Seite

Kiss the sky (siehe Seite 86)

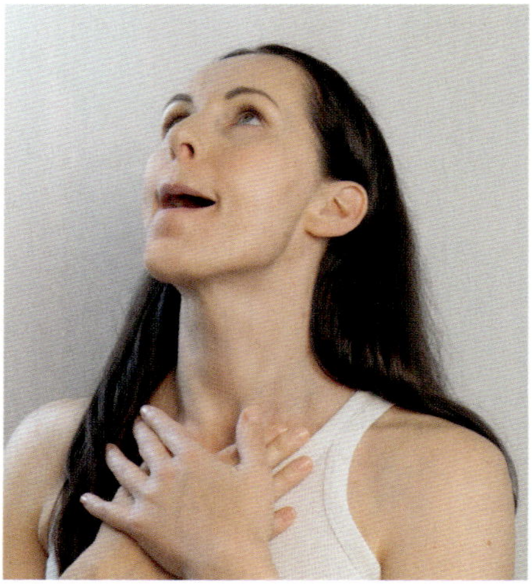

Tapping (siehe Seite 56)

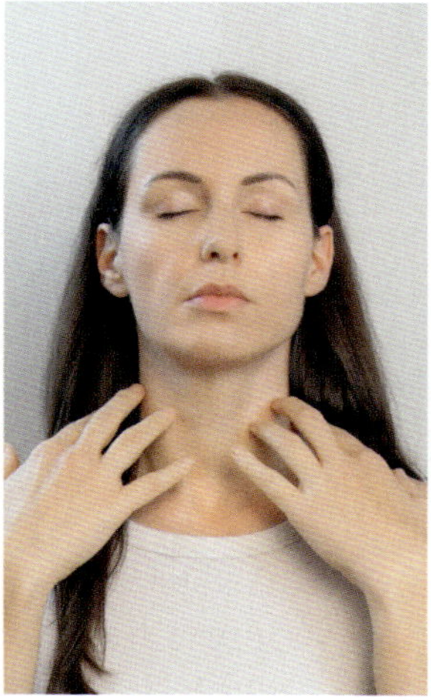

Klopfen am Hals

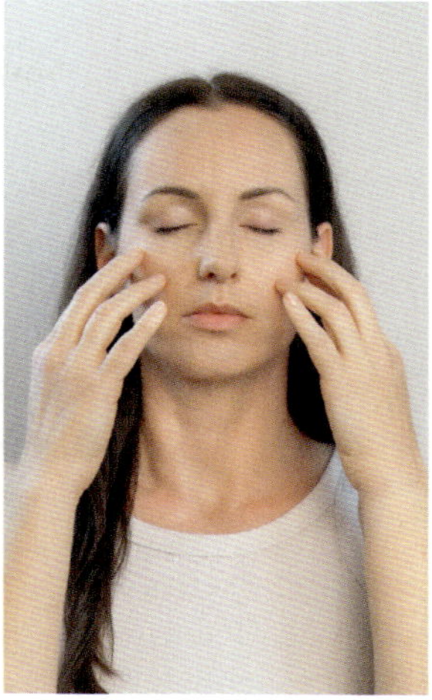

Klopfen zwischen Kinnlinie und Augen

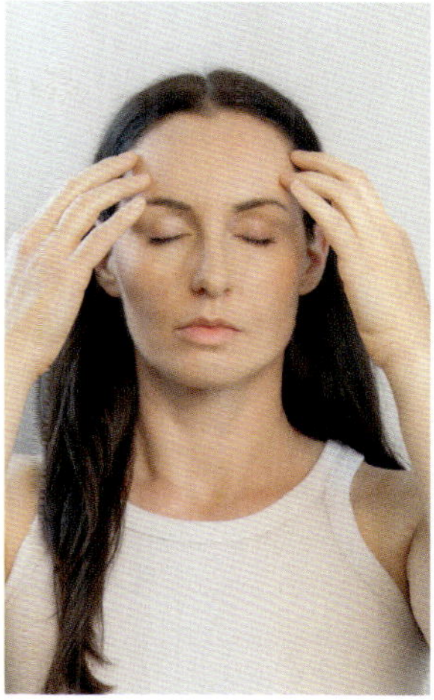

Klopfen auf der Stirn

Gesichtsmassagen

Gesichtsmassagen sind die sinnlichste und intensivste Verbindung, die du mit deinem Gesicht eingehen kannst. Sie sind Streicheleinheiten für dein Gesicht, aber auch für deine Seele. Die Finger fühlen tief in das Gewebe hinein, was es dir ermöglicht, Verspannungen, Partien mit wenig Volumen und gleichzeitig knubbelige, festere Stellen wahrzunehmen. Diese können darauf hindeuten, dass sich Lymphflüssigkeit gestaut hat, sich Triggerpunkte gebildet haben oder die Muskulatur dort sehr verspannt ist.

Die achtsamen Berührungen führen dazu, dass du ein anderes Gefühl für dein Gesicht entwickelst. Du lernst jeden Zentimeter dieses so wichtigen Bereichs deines Körpers kennen und merkst schnell, dass es um viel mehr geht als nur die Hautoberfläche. Gesichtsmassage steht demnach absolut gleichwertig neben den kräftigenden Übungen. Ich sage sogar, dass das Spüren in die Weichheit und das Lösen deiner Gesichtsmuskulatur etwas ist, das wir jeden Tag praktizieren und üben sollten.

Gesichtsmassage wirkt auf mehreren Ebenen

Gesichtsmassagen wirken straffend und vor allem durchblutungsfördernd und den Lymphfluss anregend. Ein weiterer Benefit ist die Anregung der Kollagensynthese. Das heißt, die Bildung dieses wichtigen Strukturproteins wird durch die gezielten Handgriffe effektiv stimuliert. Das festigt deine Haut, macht sie elastischer und lässt sie praller aussehen.

Wirkungen der Gesichtsmassage:

- aktivierter Lymphfluss und damit reduzierte Schwellungen
- erhöhte Durchblutung und dadurch verbesserte Sauerstoff- und Nährstoffversorgung
- festere, elastischere, rosigere, glattere Haut

Massagen lösen über die Entspannung der mimischen Muskulatur auch emotionale Muster auf, die sich in deinem Gesicht manifestiert haben. Denn deine Gefühle und Stimmungen legen sich in dein Gesicht und führen zu einer verkrampften Stirn und Kopfschmerzen, zu Zornesfalten und sogar zu Zähneknirschen. Mit einer Gesichtsmassage schenkst du dir und deinem Gesicht die verdiente Zuwendung.

Mein Ansatz integriert bereits Massagen in die Face-Yoga-Praktiken im Übungsteil dieses Buches. Die Massagen, die du im Folgenden findest, funktionieren etwas anders. Du benötigst zusätzlich Gesichtsöl, außerdem solltest du ein Rosenwasserspray benutzen, bevor du das Öl auf die gereinigten Hände und das gereinigte Gesicht aufbringst. Das sorgt dafür, dass deine Haut nicht austrocknet. Wenn du zu trockener Haut neigst, solltest du dein Gesichtsöl keinesfalls auf die trockene Haut auftragen.

In der folgenden Sequenz findest du ein paar Varianten bekannter Übungen, die ich dir aber genau erkläre.

Dauer: 10 Minuten

Zornesfalten ausrollen und Augenbrauen kneifen (siehe Seite 61)

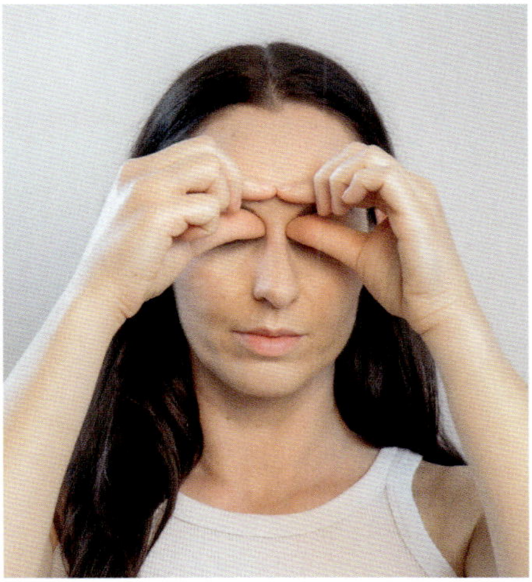

Zornesfalten ausrollen

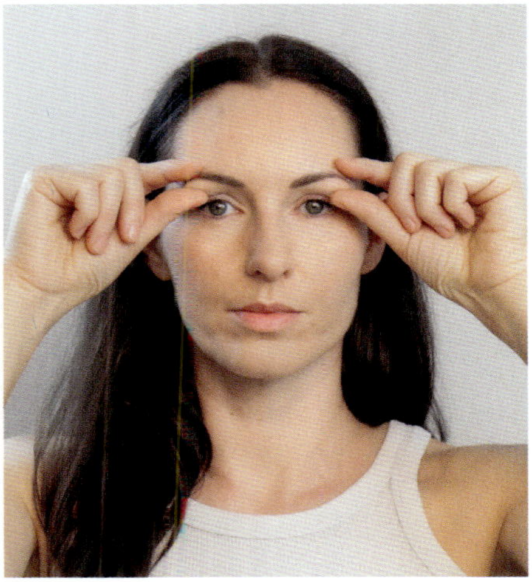

Augenbrauen kneifen

Lymphe öffnen (siehe Seite 53)

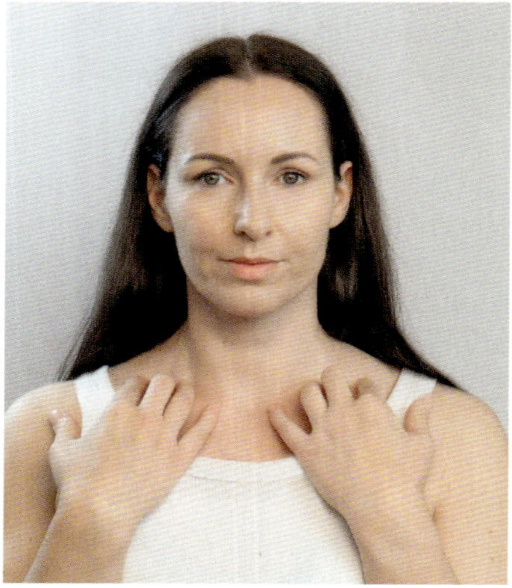

Lymphöffnung an den Schlüsselbeinen

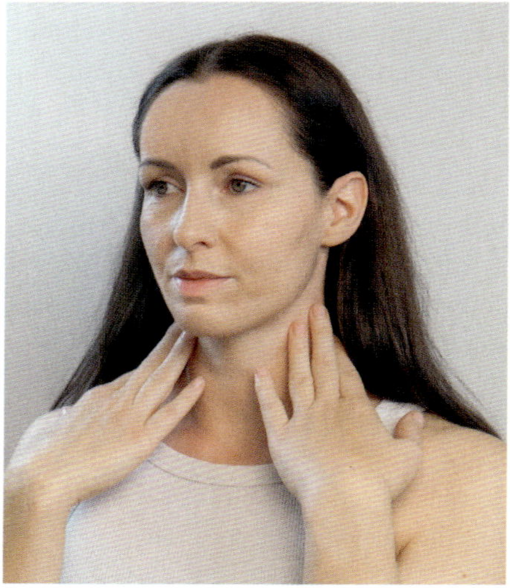

Lymphöffnung am Hals

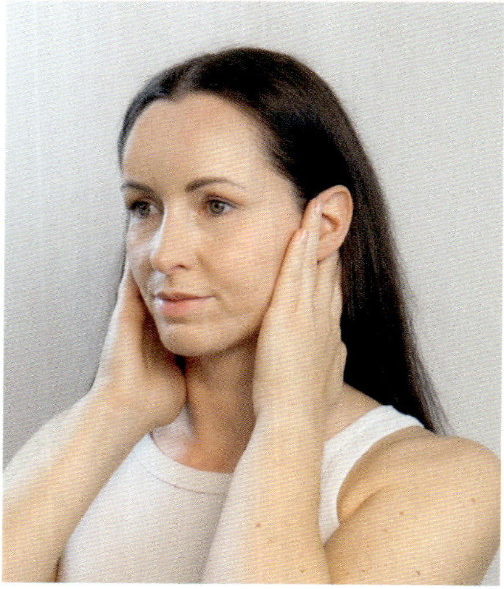

Lymphöffnung vor und hinter den Ohren

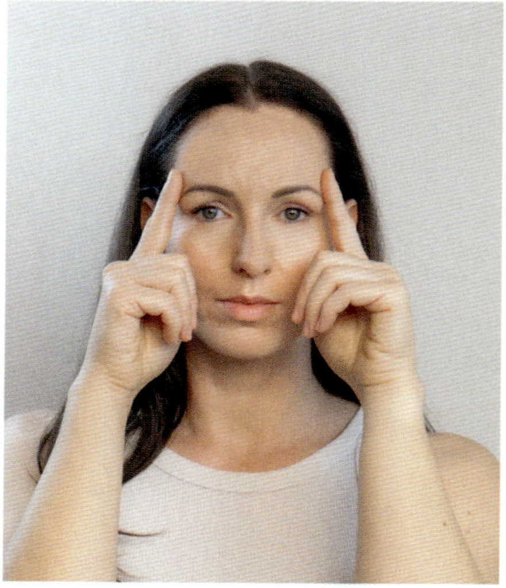

Lymphöffnung im Bereich der Augen

Variante des »Wangenhaken«

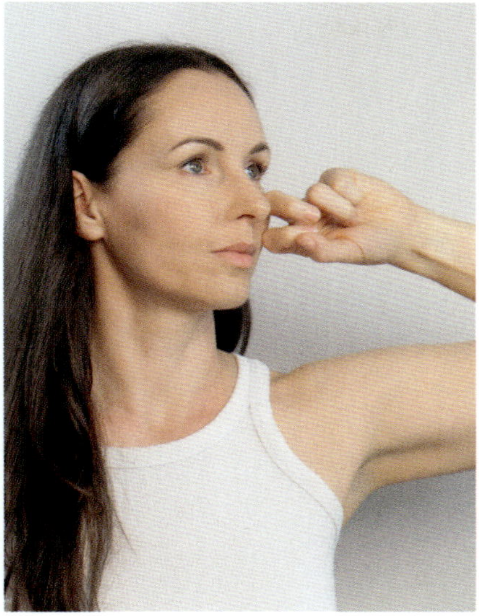

- Forme aus Zeige- und Mittelfinger einen Haken und platziere diesen über deinem Wangenknochen. Stelle dir vor, du möchtest deine Wangenknochen mit diesem Haken umarmen. Du spürst den Knochen also zwischen deinen Fingern.

- Beginne neben der Nase und massiere auf dem Knochen nach außen bis zur Schläfe. Führe die Bewegung bis zum Haaransatz über dem Ohr aus und beginne wieder neben der Nase. Achte darauf, nicht zu nah zum Auge zu gleiten.

- Massiere für 1 Minute.

Wangenpartie pulsierend definieren
(siehe Seite 72)

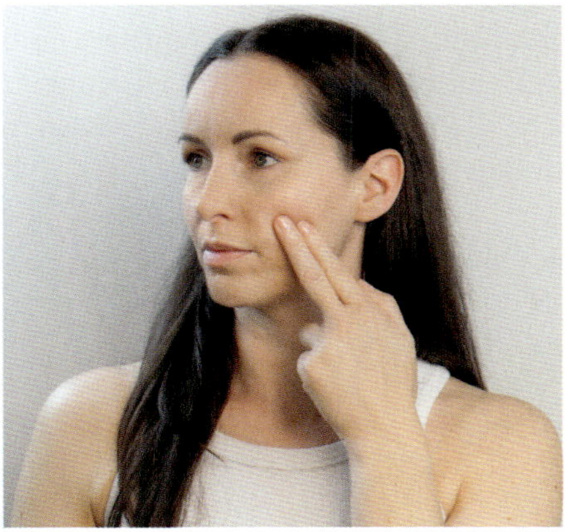

Wangen und Kinnlinie großflächig ausstreichen

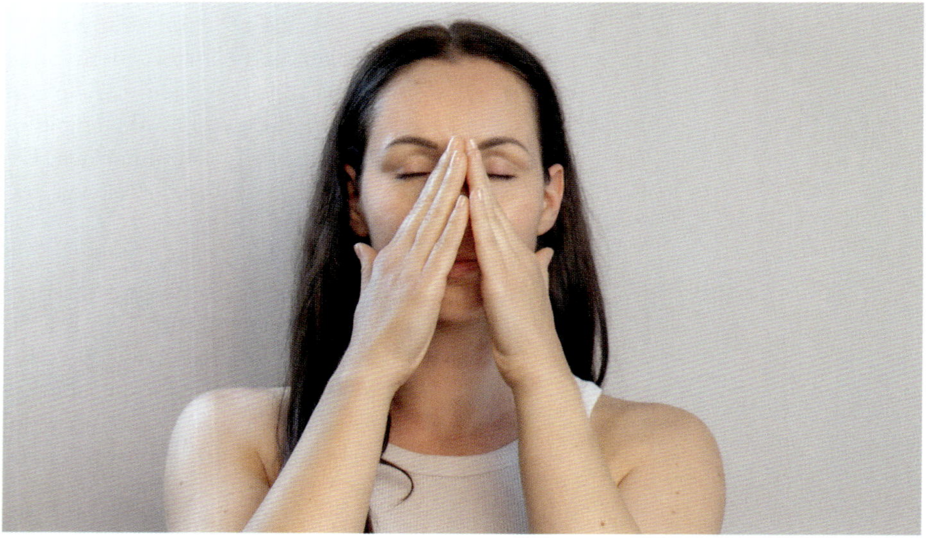

- Benutze die flachen Hände und setze diese neben deiner Nase an. Die Zeigefinger berühren dabei die Nasenflügel.

- Von dort aus beginnst du, mit den Händen über die gesamte mittlere und untere Gesichtspartie nach außen zu streichen. Nimm dabei so viel Kontakt wie möglich mit den Händen zum Gesicht auf und spüre mit geschlossenen Augen die intensive Verbindung zwischen ihnen.

- Die Hände gleiten nach außen, bis du die Ohren erreichst.

- Beginne erneut und massiere für 1 Minute.

Doppelkinn- und Kinnkonturmassage

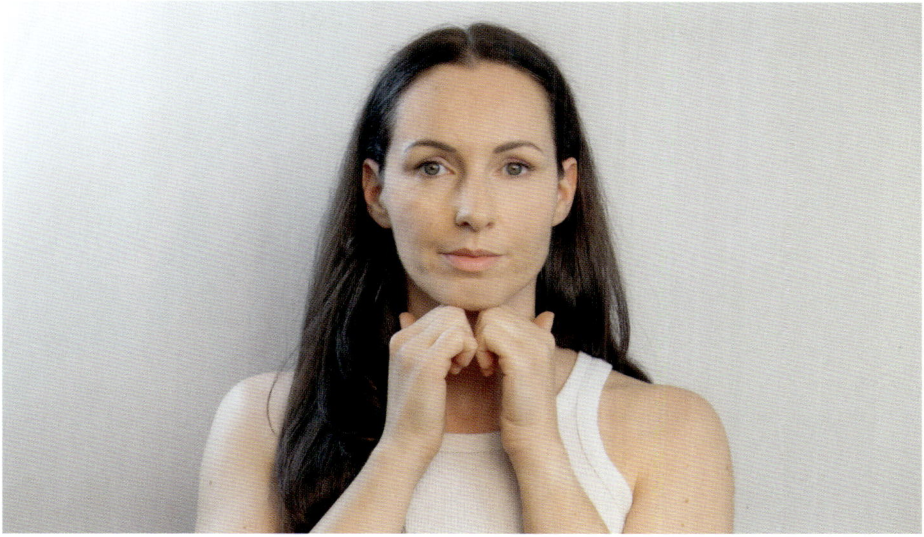

- Setze die Fingerknöchel beider Hände direkt unter dem Kinn an und achte sorgfältig darauf, weder den Kehlkopf noch die Luftröhre zu berühren.

- Führe mit den Knöcheln eine sanfte, langsame Viertelkreisbewegung aus, indem du vor und zurück gleitest. Für eine intensivere Wirkung kannst du optional deine Zunge gegen den Gaumen drücken. Das aktiviert zusätzlich die Muskulatur unter dem Kinn.

- Führe diese Massage für etwa 30 Sekunden durch.

- Im zweiten Schritt erweiterst du die Bewegung: Lasse deine Knöchel von der Mitte unter dem Kinn seitlich entlang der gesamten Kieferlinie bis zum Ohrläppchen gleiten. Dies betont und definiert deine Gesichtskontur.

- Massiere auf diese Weise für weitere 30 Sekunden.

Kopfwendemuskel lösen (siehe Seite 88)

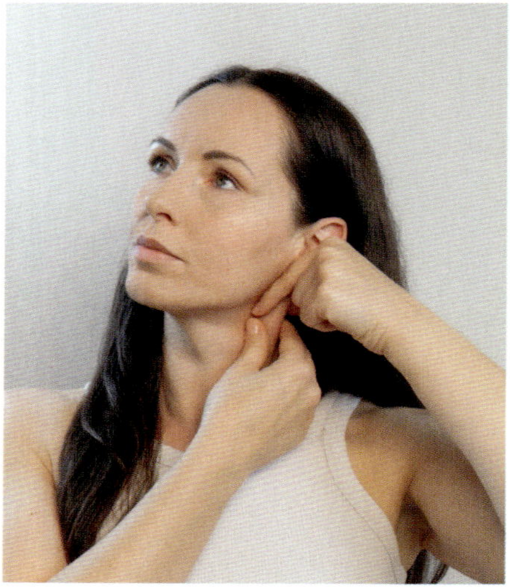

Tapping zum Abschluss (siehe Seite 56)

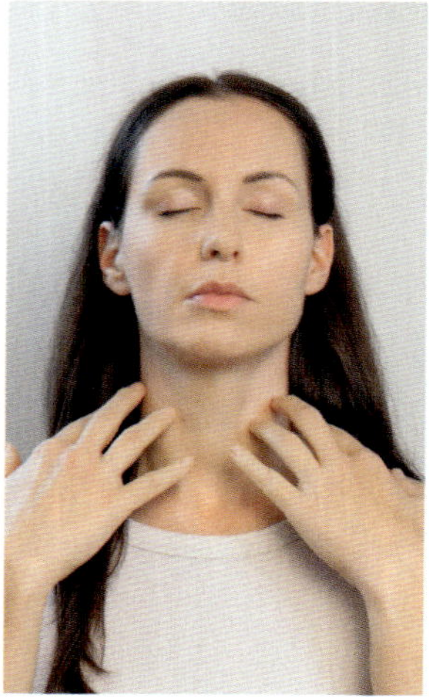

Klopfen am Hals

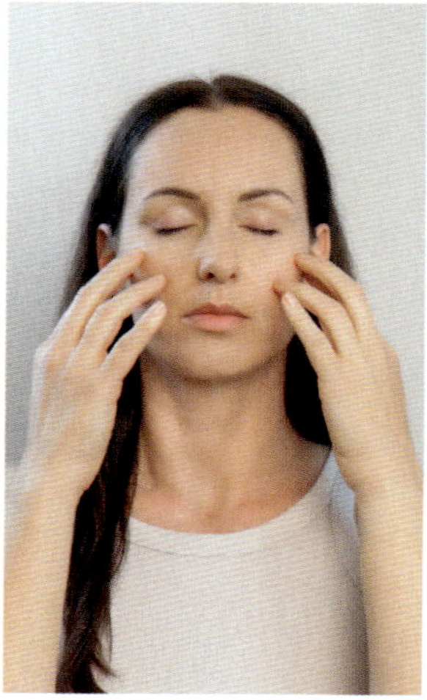

Klopfen zwischen Kinnlinie und Augen

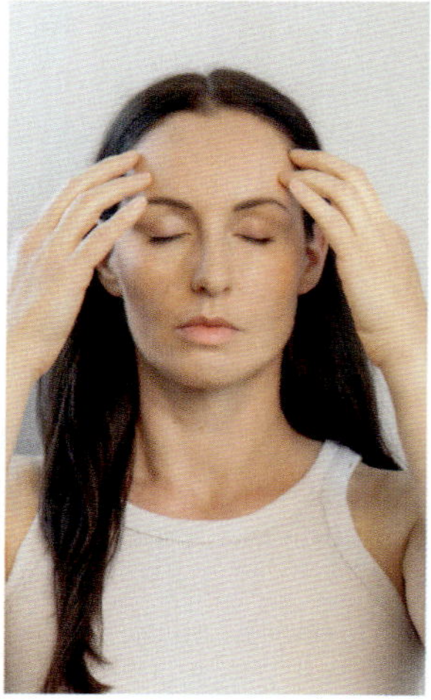

Klopfen auf der Stirn

Dauer: 20 Minuten

Schau dir diese Sequenz auch als Video an: Über den QR-Code im Anhang auf Seite 171 kannst du es abrufen.

Lymphe öffnen (siehe Seite 53)

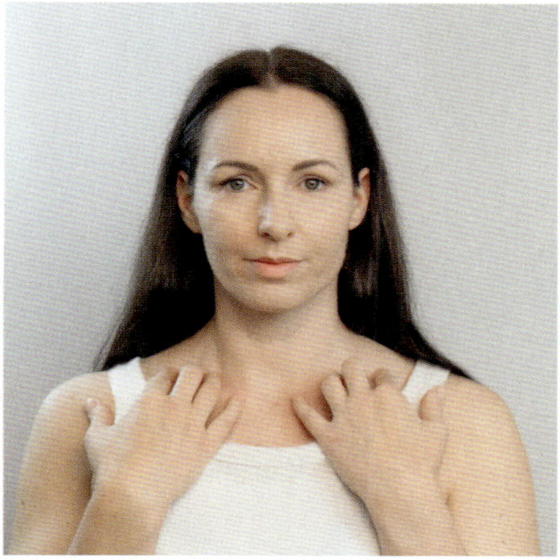

Lymphöffnung an den Schlüsselbeinen

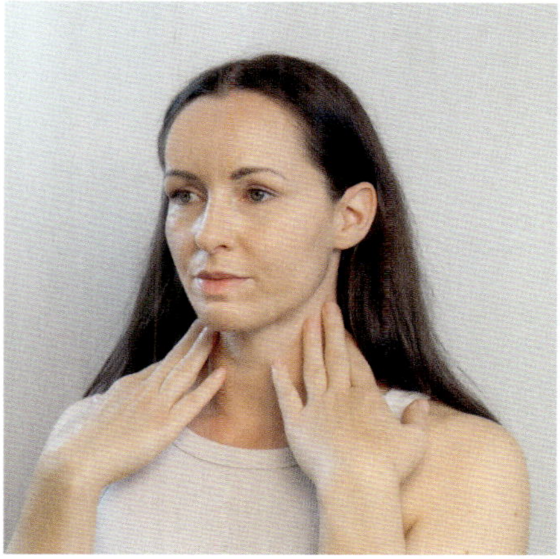

Lymphöffnung am Hals

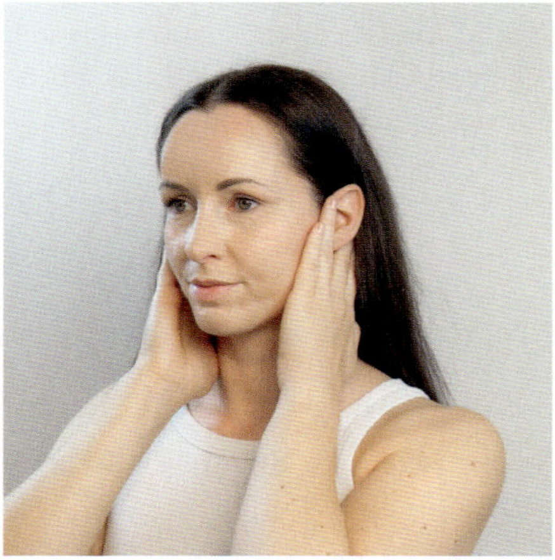

Lymphöffnung vor und hinter den Ohren

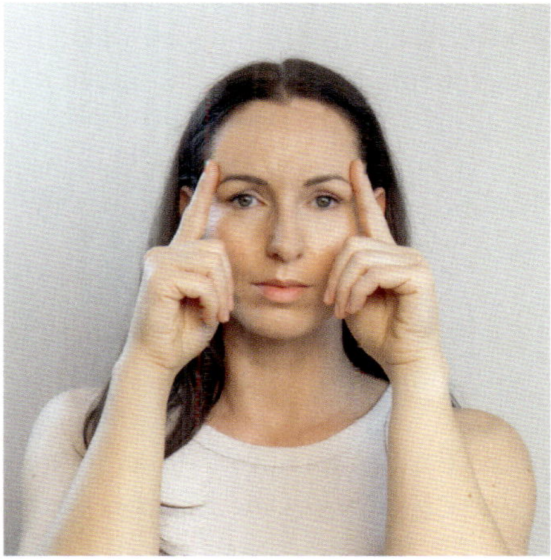

Lymphöffnung im Bereich der Augen

Tapping (siehe vorige Sequenz linke Seite, Beschreibung Seite 56)

Stirnmassage »Zickzack«

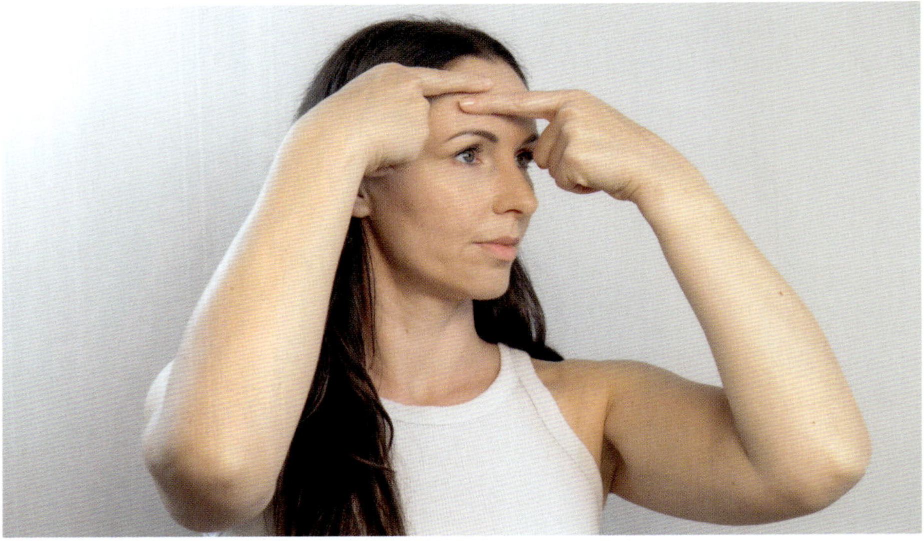

- Lege die Zeigefinger waagerecht auf dem rechten Schläfenbereich auf. Bewege die Finger über Kreuz aneinander vorbei (im Zickzack), sodass sie sich gegeneinander bewegen. Spüre dabei intensiv die Muskulatur und das dünne Unterhautfettgewebe unter deinen Zeigefingerspitzen.

- Wandere auf diese Weise über die gesamte Stirn und achte darauf, jeden Bereich zu massieren.

- Verweile länger zwischen den Augenbrauen, solltest du dort vermehrt Spannung und Zornesfalten haben.

- Auf der anderen Schläfe angekommen, wechselst du die Richtung und massierst zurück auf die Ausgangsseite.

- Massiere deine Stirn so für 2 Minuten.

Zornesfalten ausrollen und Augenbrauen kneifen (siehe Seite 61)

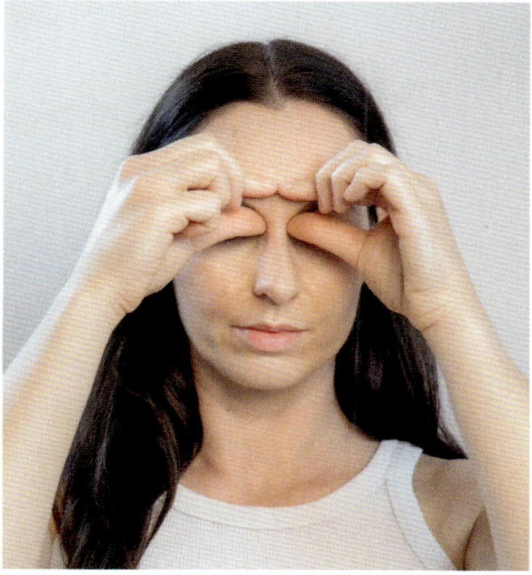

Zornesfalten ausrollen

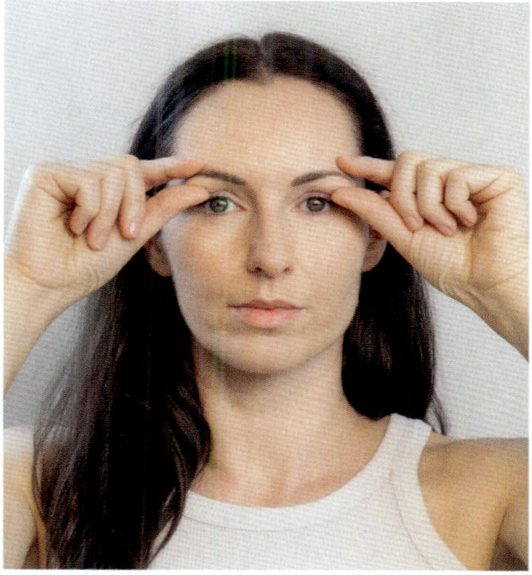

Augenbrauen kneifen

Krähenfüße reduzieren und den äußeren Augenbereich öffnen

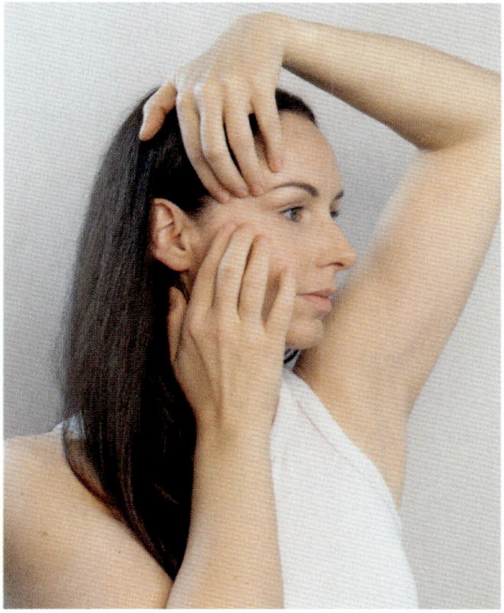

- Beginne im Bereich der rechten Schläfe in Verlängerung deines äußeren Augenwinkels. Stelle dir eine Linie vor, die von dort bis zum Haaransatz verläuft. Platziere die drei mittleren Finger auf diese gedachte Linie; eine Hand zeigt nach unten, die andere nach oben.

- Schiebe nun die Finger beider Hände auseinander, als wolltest du die Linie auseinanderziehen. Die obere Hand bewegt sich dabei Richtung Stirn, die untere Hand Richtung Wangenknochen. Die Finger dürfen sich intuitiv, sanft greifend bewegen

- Massiere auf dieser Seite für 1 Minute und wiederhole auf der anderen Seite.

Lymphdrainage und Akupressur für die Augen (siehe Seite 67)

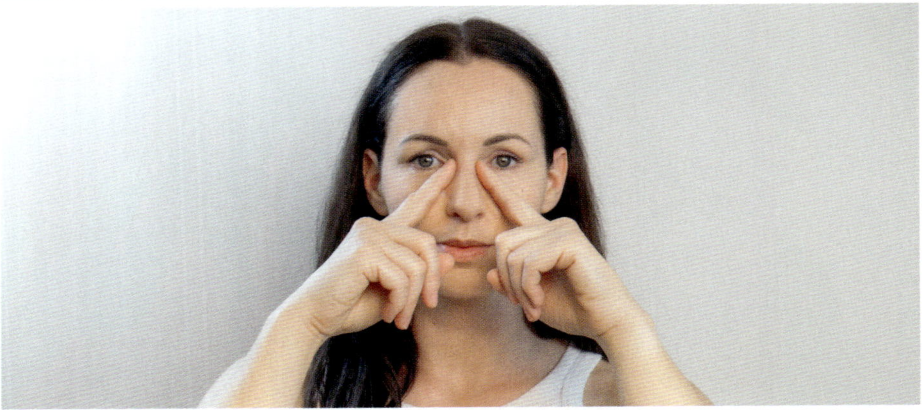

Krähenfüße reduzieren und den äußeren Augenbereich öffnen

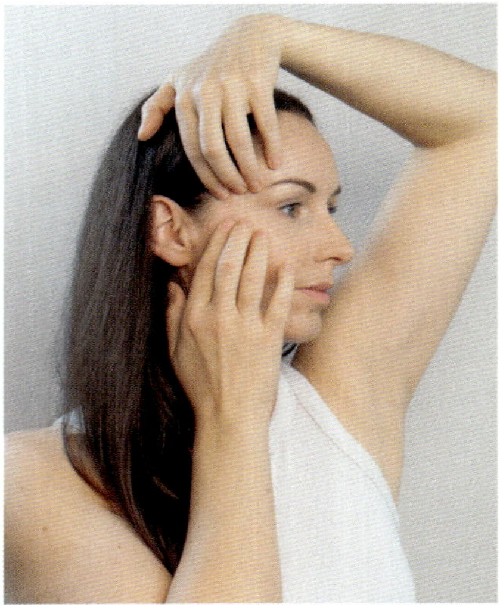

- Setze die Knöchel deiner Zeigefinger auf die Nasenflügel.
- Gleite Richtung Augen und Wangenknochen nach außen. Achte darauf, dass sich genug Öl oder Creme unter den Fingern befindet, da die Haut um die Augen herum sehr dünn ist.
- Während du gleitest, orientierst du dich am Verlauf deiner Augenhöhle und deines Jochbeins. Massiere nicht zu nah Richtung Auge und beende die Massage erst, wenn du am Haaransatz im Bereich der Schläfen ankommst.
- Wiederhole diesen Handgriff für 1 Minute.

Solltest du die Bewegung nicht gleichzeitig auf beiden Seiten durchführen können, massiere erst die linke und dann die rechte Seite.

Wangen kneifen und wischen (siehe Seite 70)

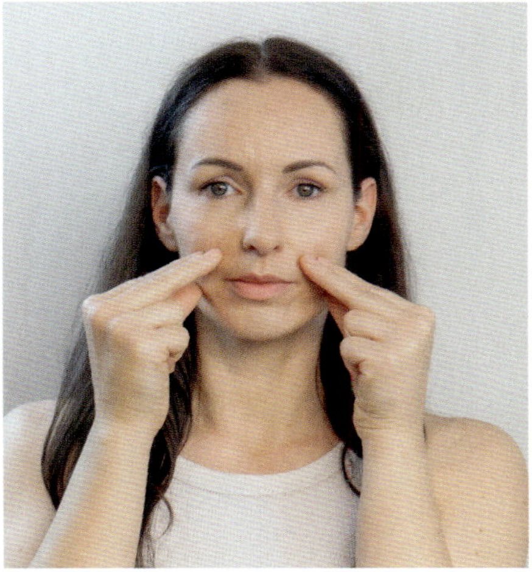

Wangen kneifen

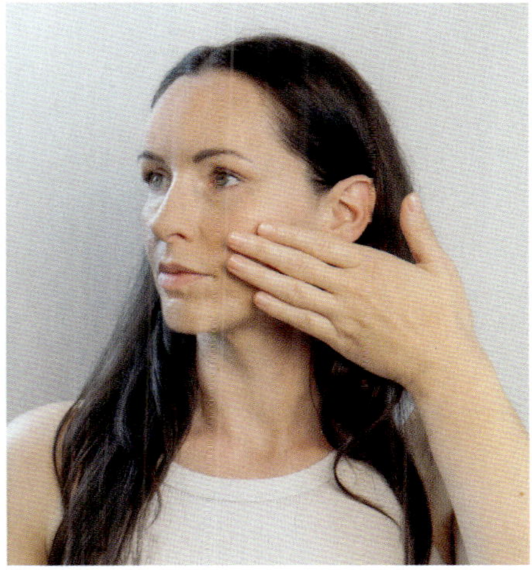

Wangen wischen

Wangenpartie pulsierend definieren (siehe Seite 72)

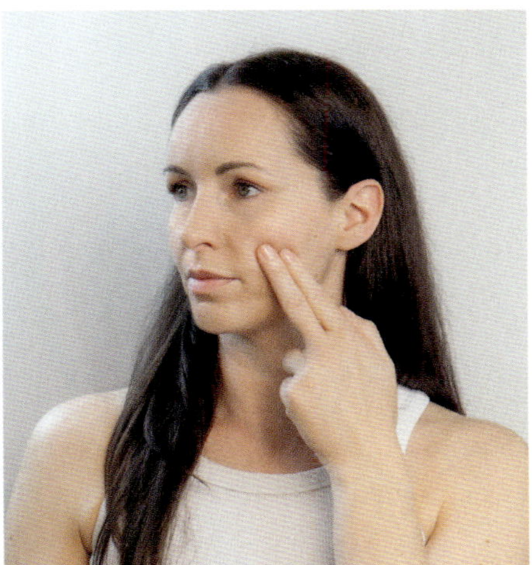

»Kinnhaken« und Knöchelmassage der Gesichtsseiten

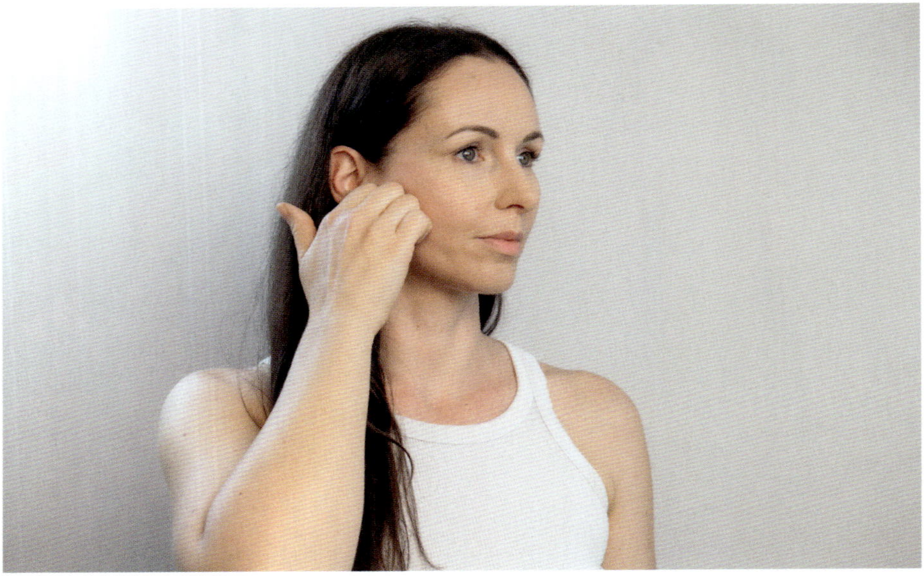

- Forme aus Zeigefinger und Mittelfinger beider Hände einen Haken.
- Setze diese im Bereich des Kinns an und achte darauf, dass sich der Mittelfinger über der Kinnlinie befindet und der Zeigefinger darunter.
- Stelle dir vor, du umarmst die Kinnkontur mit diesem Haken, und führe ihn dann nach außen, bis du das Ohr erreichst.
- Verändere dort die Handhaltung, indem du aus dem Haken Fäuste formst und die Knöchel auflegst.
- Diese schiebst du nun an den Seiten deines Gesichts nach oben, bis du zu den Schläfen gelangst.
- Beginne erneut im Bereich des Kinns mit dem Haken und massiere für 1 bis 2 Minuten.

Marionettenfalten massieren (siehe Seite 85)

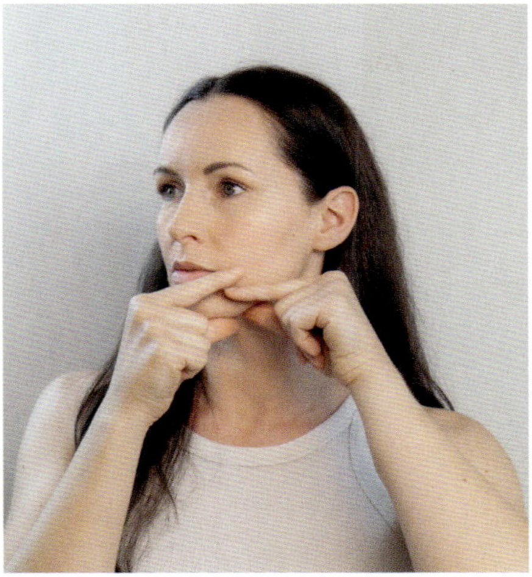

Kopfhautmassage (siehe Seite 62)

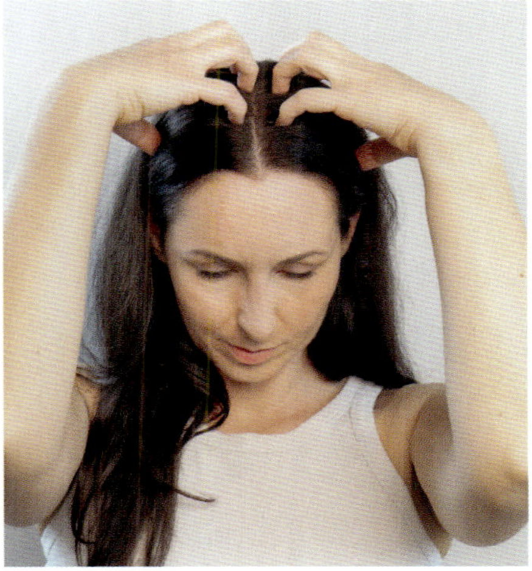

Tapping zum Abschluss (siehe Seite 56)

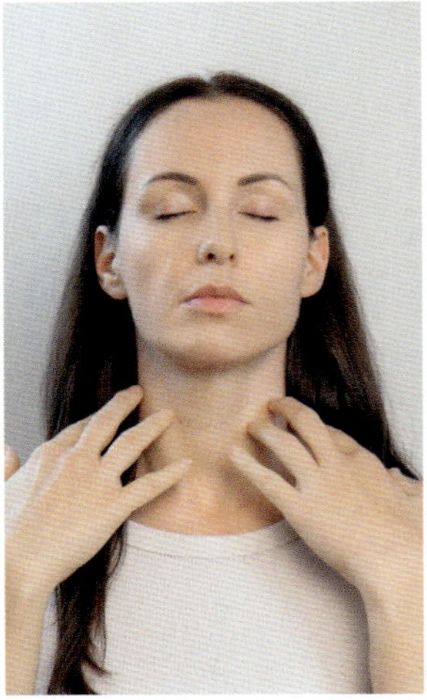

Klopfen am Hals

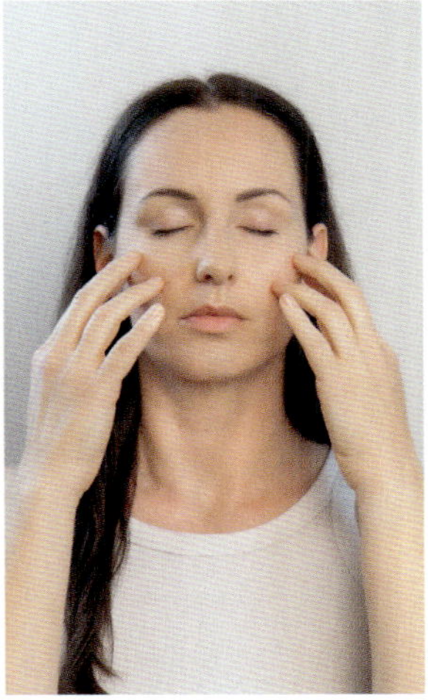

Klopfen zwischen Kinnlinie und Augen

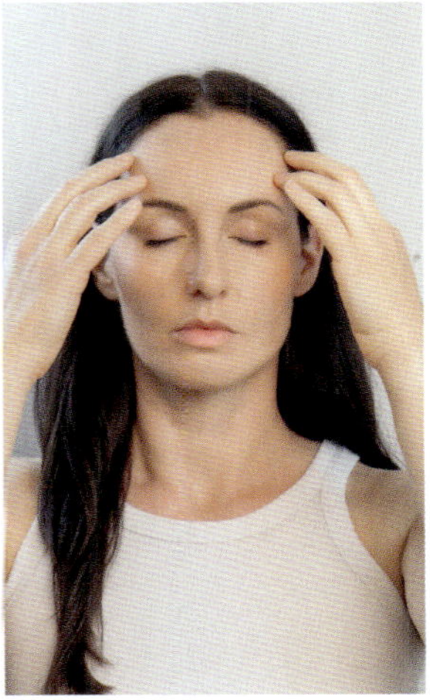

Klopfen auf der Stirn

Dauer: 30 Minuten

Falls du diese Sequenz gern als Video sehen möchtest, kannst du sie über den QR-Code im Anhang auf Seite 171 abrufen.

Tapping (siehe vorige Sequenz auf Seite 135, Beschreibung Seite 56)

Lymphe öffnen (siehe Seite 53)

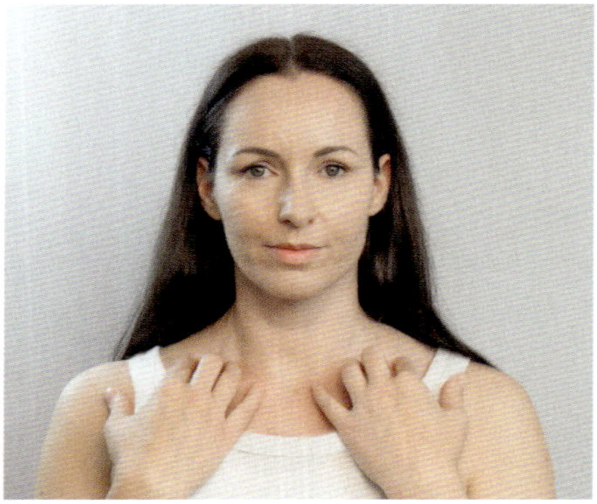

Lymphöffnung an den Schlüsselbeinen

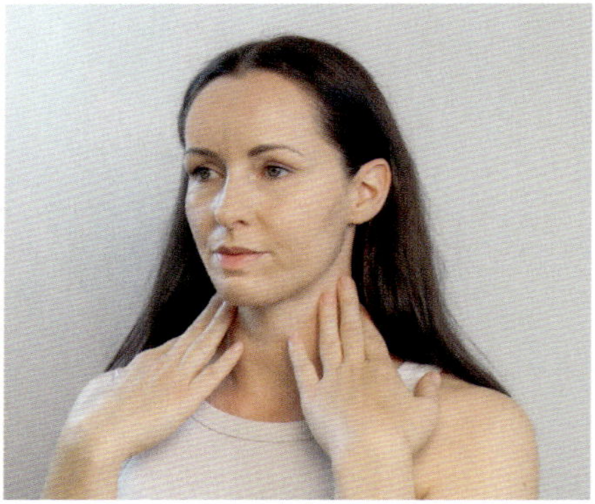

Lymphöffnung am Hals

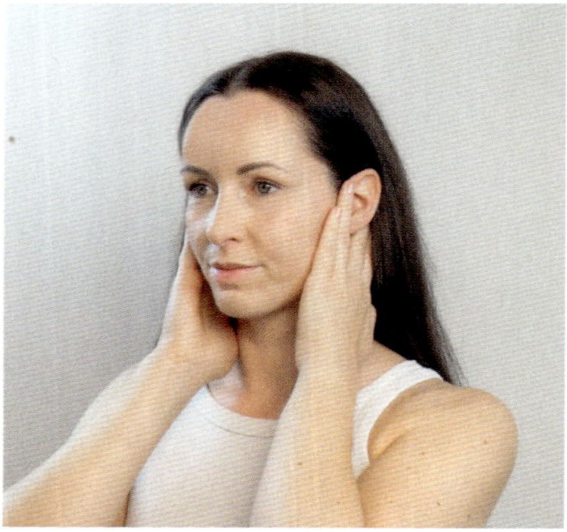

Lymphöffnung vor und hinter den Ohren

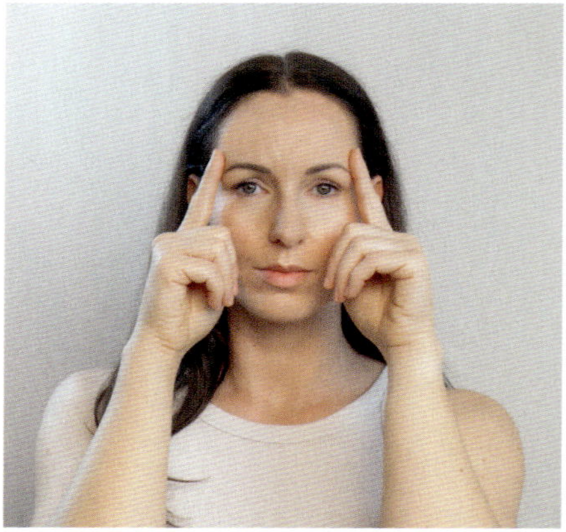

Lymphöffnung im Bereich der Augen

Kopfhautmassage (siehe Seite 62)

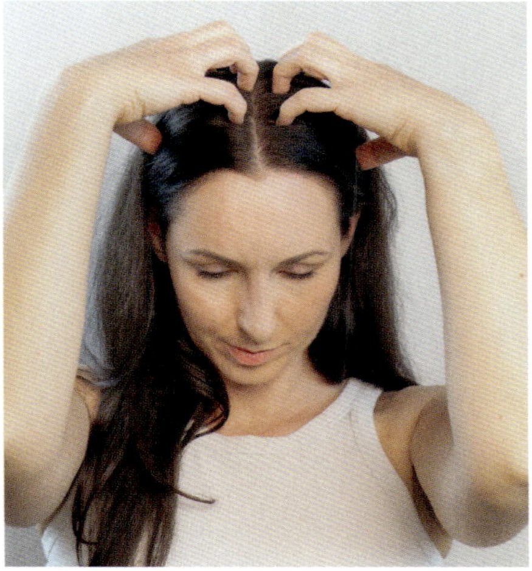

Hals rollen (siehe Seite 87)

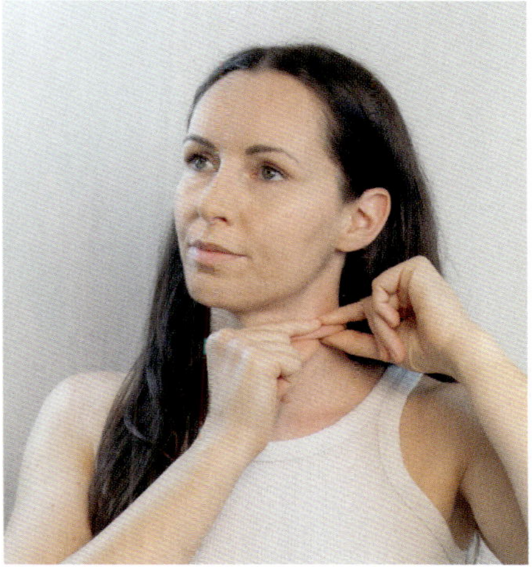

Marionettenfalten massieren
(siehe Seite 85)

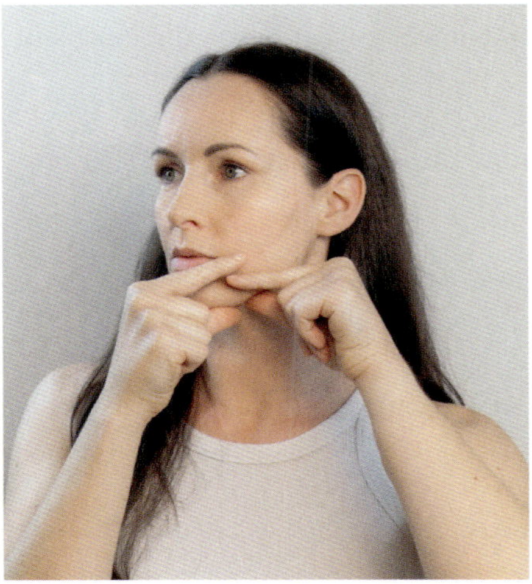

»Kinnhaken« und Knöchelmassage
der Gesichtsseiten (siehe Seite 134)

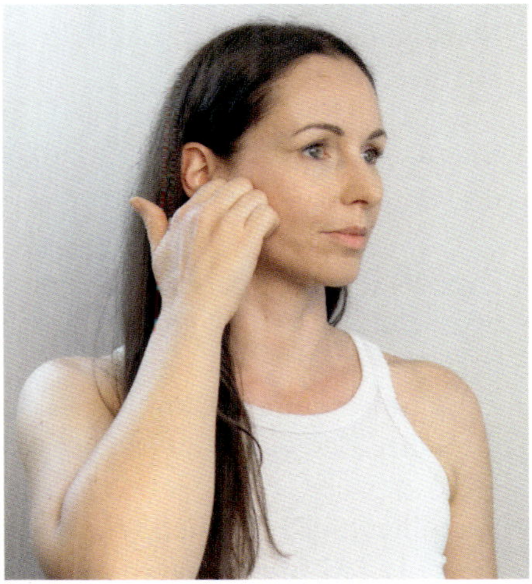

Regentropfenmassage mit O-Mund

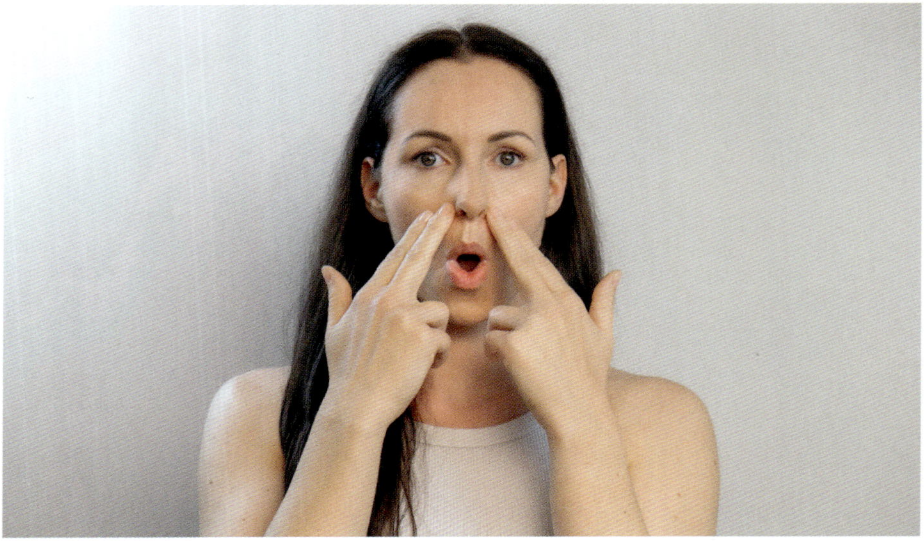

- Forme den Mund sanft (nicht kraftvoll) zu einem O, um die Haut zu straffen.
- Setze Zeige- und Mittelfinger beider Hände neben dem Kinn im Bereich der Marionettenlinie an und streiche am Mundwinkel vorbei durch die Nasolabialfalte nach oben.
- Von dort aus bewegen sich die Finger weiter an der Nase vorbei bis zwischen die Augenbrauen.
- Zum Schluss massieren die Finger über den Augenbrauen nach außen bis zu den Schläfen. Die Daumen kannst du entlang der Kinnlinie abstützen.
- Beginne erneut am Kinn mit der gleichen Bewegung. Den Mund formst du die ganze Zeit zu einem sanften O.
- Sei ruhig intuitiv, schließe die Augen und lasse dich auf diese lösende Massage, die 1 bis 2 Minuten dauern sollte, ein.

Rollende Lippenmassage und Wangen rollen

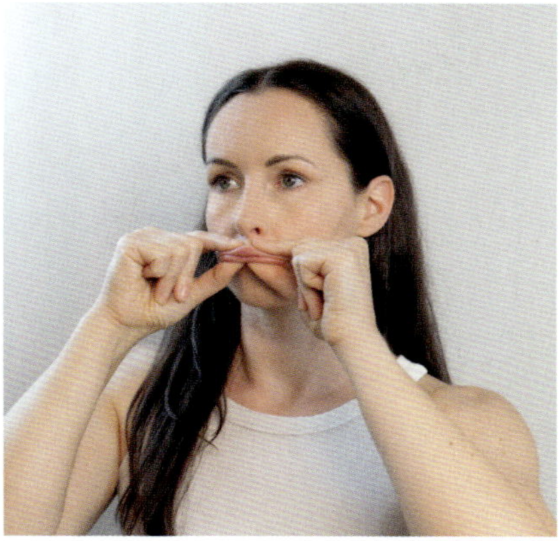

Rollende Lippenmassage

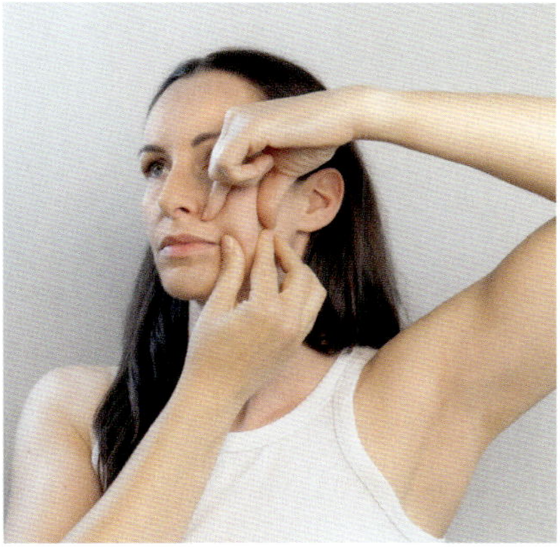

Wangen rollen

- Massiere die Lippen wie beschrieben (Rollende Lippenmassage, Seite 75) mit den Fingern.

- Füge im zweiten Schritt einen weiteren Handgriff hinzu, indem du mit dem rechten Zeigefinger von oben in die Nasolabialfalte greifst, während Daumen und Zeigefinger der linken Hand im Bereich der Mundwinkel die Haut, die Muskulatur und das Fettgewebe fassen.

- Forme so mit beiden Händen eine Rolle, die du anschließend nach außen Richtung Ohr rollst.

- Achte darauf, was du während dieser Massage spüren kannst. Vielleicht wird es dir am Anfang schwerfallen, diese Rolle zu formen, oder sie geht dir auf dem Weg Richtung Ohr verloren.

- Rolle dich so gut wie möglich nach außen und spüre die Veränderungen bei jeder weiteren Massage.

- Wiederhole nun die gesamte Sequenz auf der linken Seite. Beginne wieder in der Mitte der Lippen, verweile dort massierend und bewege dich langsam nach links Richtung Mundwinkel.

- Spüre auch hier den Modiolus und massiere ihn sanft kreisend.

⟶

- Anschließend nimmst du den linken Zeigefinger von oben in die Nasolabialfalte und den Daumen sowie Zeigefinger von unten an den Mundwinkel. Von dort aus rollst du dich wieder nach außen Richtung Ohr.
- Nimm die Unterschiede zwischen der linken und rechten Seite wahr, denn meist ist eine Seite des Gesichts anders strukturiert als die andere.
- Lasse dir beim Nach-außen-Rollen Zeit. Du musst dich hier nicht an eine bestimmte Vorgabe halten.

Zunge mit den Lippen festhalten und Massage gegen Marionettenfalten

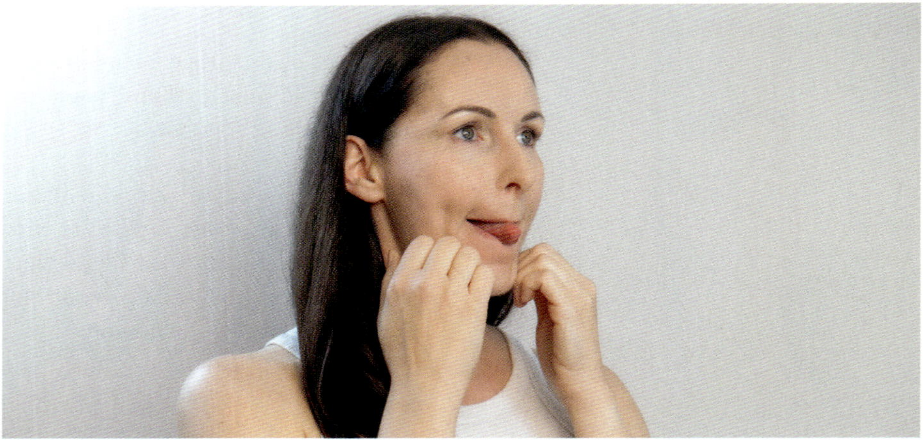

- Ziehe deine Lippen kraftvoll über die Zähne, strecke die Zunge heraus und halte sie mit den Lippen fest. Deine Mundwinkel bewegen sich nach oben, als wolltest du lächeln.
- Forme die Hände zu Fäusten und massiere mit den Knöcheln von der Kinnlinie aus nach oben in Richtung deiner Mundwinkel.
- Halte die Kontraktion kraftvoll und massiere gleichzeitig für 20 Sekunden und wiederhole noch zweimal.

Lippen kreisen und kneifen (siehe Seite 78 f.)

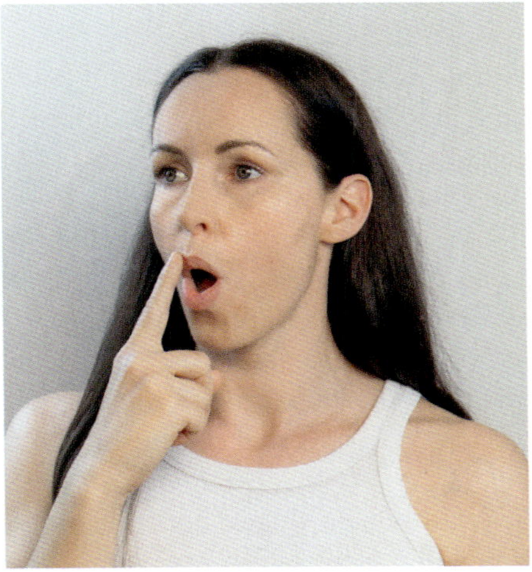

Lippen kreisen

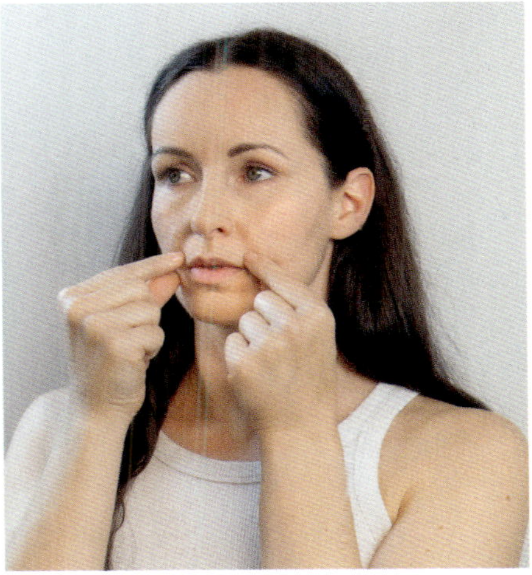

Lippen kneifen

Wangen kneifen und wischen (siehe Seite 70)

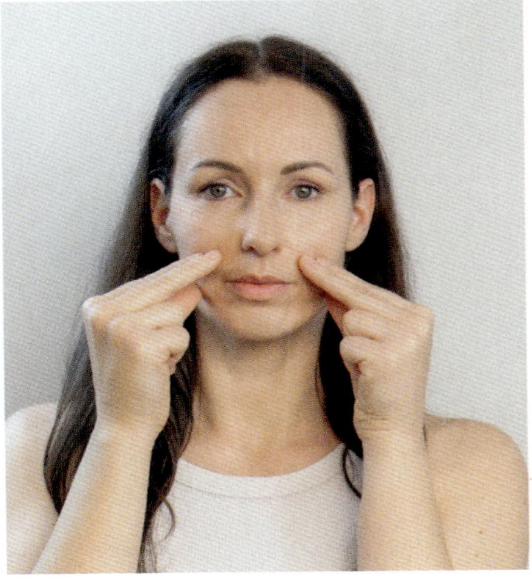

Wangen kneifen

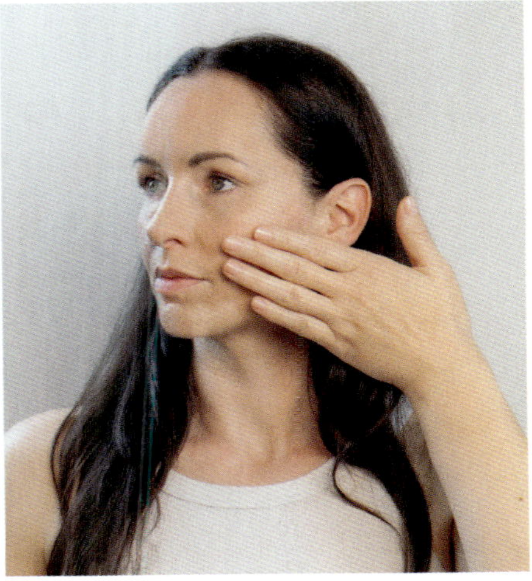

Wangen wischen

Wangen konturieren mit der flachen Hand

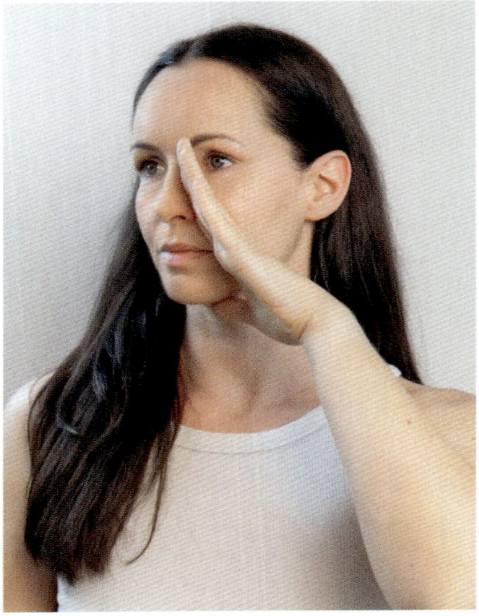

- Nimm die Innenseiten beider Hände und lege sie so auf die Nasenflügel, dass die Zeigefinger sich zwischen den Augenbrauen treffen.
- Lasse die Innenseiten der Hände nach außen gleiten und führe sie entlang deines Wangenknochens. Spüre, wie die Hände in die natürliche Vertiefung unter dem Wangenknochen hineingleiten.
- Vollführe einen Bogen nach oben und außen und folge sanft dem natürlichen Verlauf des Wangenknochens. Die Hände sollten am Ende der Bewegung direkt über dem Ohr ankommen.
- Wiederhole diesen gleitenden Handgriff für 1 Minute und entspanne dabei vor allem den Kiefer und die Mundpartie.

Lymphdrainage und Akupressur für den Augenbereich (siehe Seite 67)

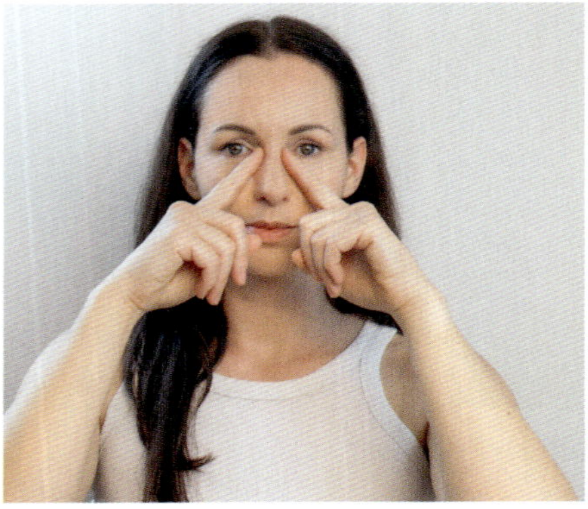

Augenhaken gegen Tränensäcke und Augenringe

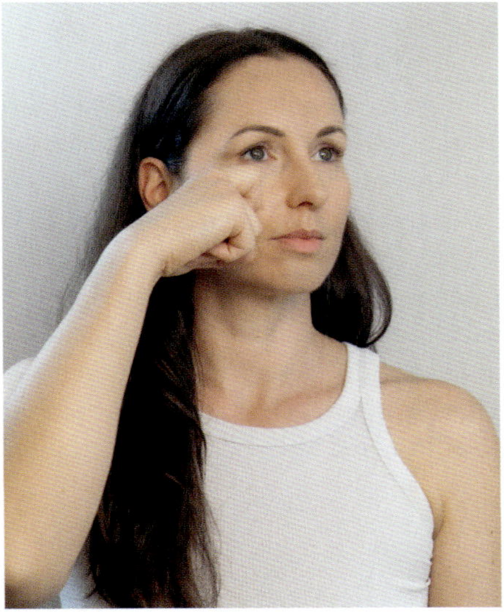

- Setze die Knöchel deiner Zeigefinger auf die Nasenflügel.

- Von dort aus gleitest du Richtung Augen und Wangenknochen nach außen. Achte darauf, dass sich genug Öl oder Creme unter den Fingern befindet, da die Haut um die Augen herum sehr dünn ist.

- Während du gleitest, orientierst du dich am Verlauf deiner Augenhöhle und deines Jochbeins. Massiere nicht zu nah Richtung Auge und beende die Massage erst, wenn du am Haaransatz im Bereich der Schläfen ankommst.

- Wiederhole diesen Handgriff für 1 Minute.

- Solltest du die Bewegung nicht gleichzeitig auf beiden Seiten durchführen können, massiere erst die linke und daraufhin die rechte Seite.

Zornesfalten ausrollen und Augenbrauen kneifen (siehe Seite 61)

Stirn-Faust-Massage (siehe Seite 59)

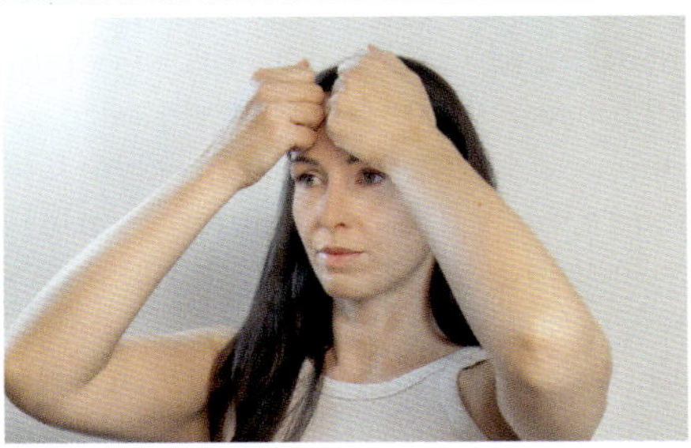

Tapping zum Abschluss (siehe Seite 56)

Klopfe wie am Beginn dieser Sequenz Hals und Gesicht.

Spezialanwendungen

In diesem Teil findest du Anwendungen, die weit über den Beautyaspekt des Gesichtsyoga hinausreichen. Denn unser Gesicht ist nur nicht Ausdruck unserer unmittelbaren Emotionen, sondern auch ein Spiegel dafür, wo sich über einen langen Zeitraum Stress, Überlastung und Anspannung manifestiert haben. Das zeigt sich bei vielen Menschen in Symptomen wie Kopfschmerzen, Migräne, Zähneknirschen oder Kieferknacken. Aber auch diffuse Schmerzen im Gesicht können von einer Überforderung der Muskulatur im Kopf- und Gesichtsbereich herrühren. Mit gezielten Handgriffen kannst du diese Anspannungen reduzieren. Wir gehen dabei an die Auslöser der Probleme. Denn Kopfschmerzen sind nur das Symptom deines Körpers als Reaktion auf Stress und Anspannung, nicht die Ursache.

Wo sich Stress im Gesicht und am Kopf zeigt

Ein besonderer Schwerpunkt soll auf der Kaumuskulatur liegen. Dort ist der Musculus masseter der stärkste Muskel unseres Körpers und einer der am stärksten belasteten Muskeln in unserem Gesicht. Zusammen mit den zugehörigen Muskelgruppen verursacht der Massetermuskel Zähneknirschen (Bruxismus), Kieferknacken, Spannungskopfschmerzen und Gesichtsschmerzen, die in andere Partien ausstrahlen. Massagen, Dehnungen und Akupressur helfen, Spannung abzubauen und Dysbalancen zwischen den Gesichtsseiten aufzulösen. Denn meist ist der Kaumuskel auf der einen Seite stärker belastet als auf der anderen.

Auch gereizte, müde und gerötete Augen gehören zum Alltag vieler Menschen. Wir arbeiten häufig und lange an Bildschirmen und verbringen dort ebenfalls einen Großteil unserer Freizeit. Der Bewegungsspielraum der Augen wird so nicht vollständig ausgeschöpft und die Augenmuskulatur verspannt sich. Die Folge sind Rötungen, trockene Augen und ein müder Blick. Darunter kann das Sehvermögen leiden. Sogenanntes Augenyoga (siehe Seite 160 f.) kann dir helfen, den Tränenfluss zu aktivieren und durch gezielte Bewegungen die Augenmuskulatur zu entspannen. Zudem wird die Durchblutung in diesem Bereich verbessert, was Augenringe reduzieren kann.

Die folgenden Anwendungen sind ganzheitliche Entspannungssequenzen, die dein Gesicht wirkungsvoll entlasten – besonders wenn sich Alltag und Stress dort sichtbar und spürbar festgesetzt haben. Bei regelmäßiger Übung wirst du schon bald eine deutliche Reduzierung der Symptome feststellen. Nutze die Sequenzen bewusst präventiv oder auch wenn die Symptome verstärkt auftauchen.

Kopfschmerzen (Dauer: 15 Minuten)

Die folgende Sequenz kann Kopfschmerzen beenden und Migräne reduzieren. Dazu lösen wir die Spannungen in der Stirnmuskulatur, im Nacken und im Bereich der Schläfen und zwischen den Augenbrauen auf. Dabei ist es wichtig, dass du deine Haltung und deine mimischen Gewohnheiten bewusst wahrnimmst. Nach vorn gezogene Schultern und ein verkrampfter Halswirbelsäulenbereich können oft verborgene Auslöser für Kopfschmerzen sein. Stress und Anspannung sammeln sich häufig in bestimmten Gesichtsregionen: im Bereich der Zornesfalte, der Stirn, der Augen und der Kau-, Kiefer- sowie Mundmuskulatur. Gesichtsyoga kann dir helfen, diese Spannungen aufzulösen, Anspannungen bewusst zu bemerken und Muster nachhaltig zu durchbrechen.

Kopfhautmassage (siehe Seite 62)

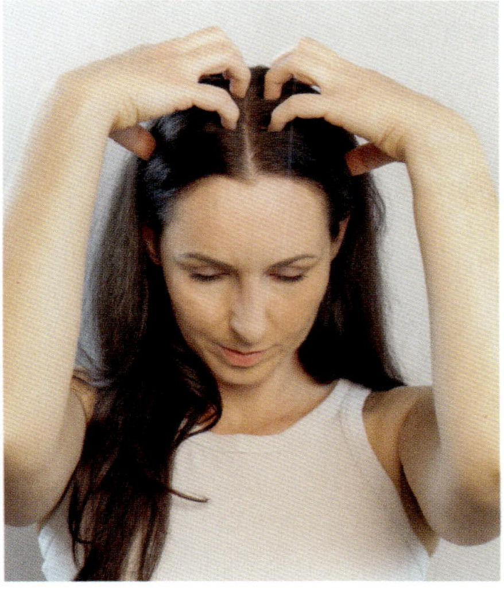

Stirn-Faust-Massage (siehe Seite 59)

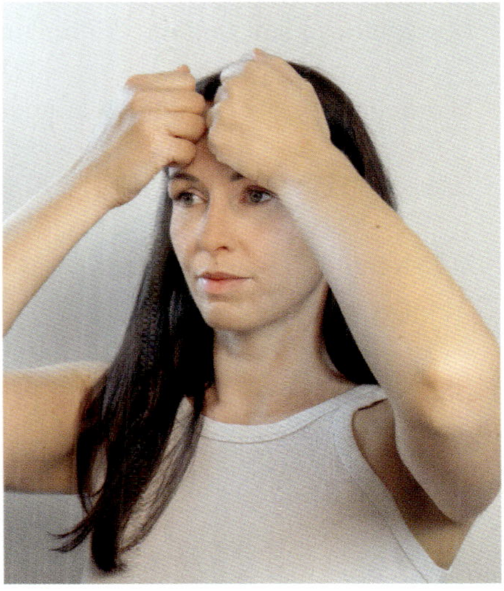

Wandernde-Finger-Akupressur

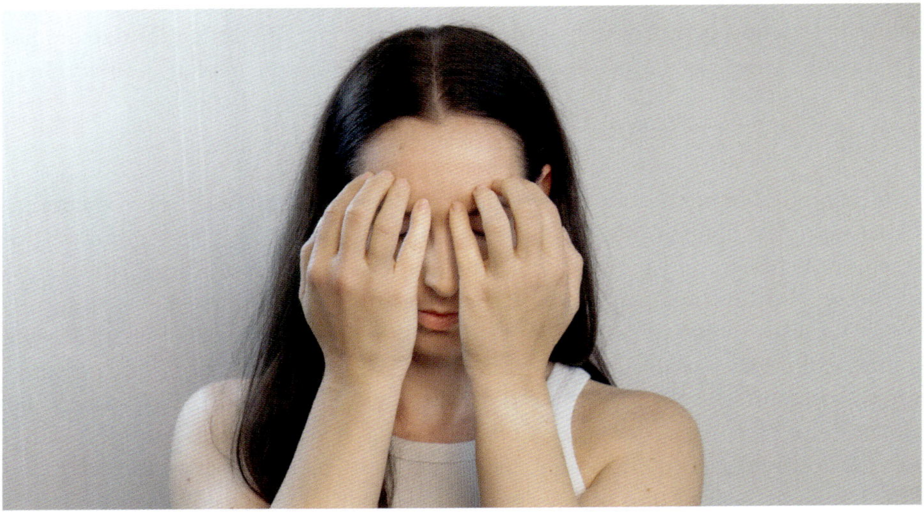

- Fächere Ring-, Mittel- und Zeigefinger auf und platziere sie über den Augenbrauen.
- Übe dort sanften Druck aus, bis du unter den Fingerspitzen den Puls wahrnehmen kannst. Achte darauf, dass du nicht auf den Knochen drückst, sondern in die Muskulatur, Haut und das dünne Unterhautfettgewebe.
- Halte diese Position für 30 Sekunden.
- Bewege deine Finger etwa 2 Zentimeter nach oben.
- Wiederhole diese Akupressur, bis du den Haaransatz erreicht hast.

Nackendehnung links und rechts

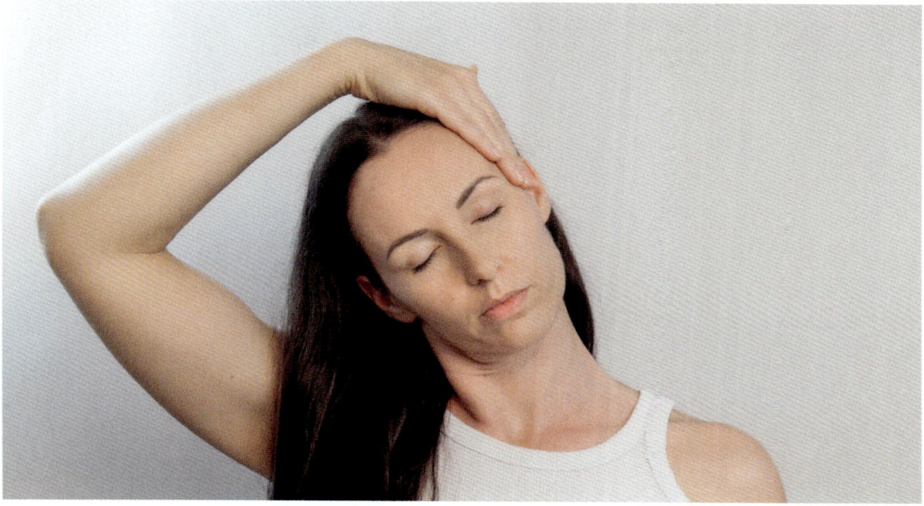

- Setze dich aufrecht hin und rolle bewusst die Schultern nach hinten und unten. Ziehe dabei deine Scheitelkrone nach oben, während die Nase nach vorn zeigt.

- Neige den Kopf in Richtung deiner rechten Schulter. Schließe die Augen und spüre in die Öffnung und Dehnung der linken Halsseite hinein.

- Wenn du die Dehnung intensivieren möchtest, lege die rechte Hand auf die linke Schläfe.

- Halte die Position für 30 Sekunden und wiederhole daraufhin auf der linken Seite.

- Solltest du während der Übung Unwohlsein, Schmerzen oder Schwindel verspüren, löse die Dehnung frühzeitig wieder auf.

Kopfwendemuskel lösen
(siehe Seite 88)

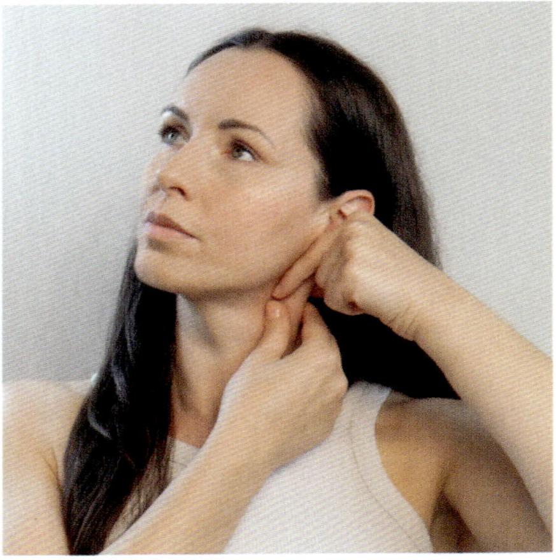

Hinterhauptmassage

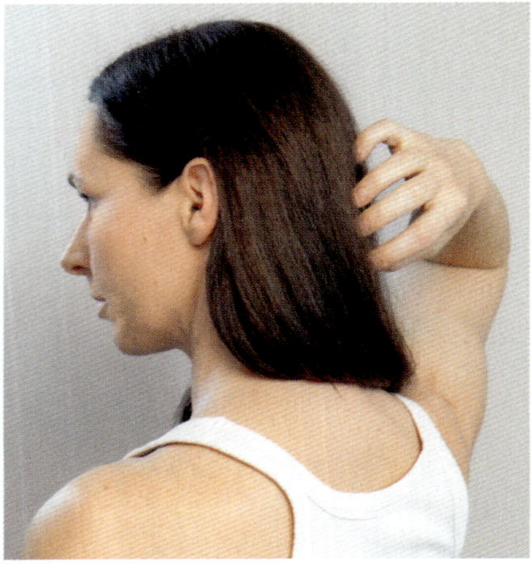

- Spüre mit den Fingerspitzen an die Hinterseite deines Kopfes, genau dort, wo die Halswirbelsäule in den Schädelknochen übergeht.

- Lege alle Finger auf diesen Bereich und beginne ihn kreisförmig zu massieren. Knete gern kraftvoll die Kopfhaut, um Spannungen zu lösen.

- Vielleicht spürst du Knubbel und schmerzhafte Punkte, auf denen du verweilst und intensiver kreist.

- Massiere auf der gesamten Breite deiner Schädelbasis und lasse dabei den Kopf leicht nach vorn hängen.

- Die Massage darf mindestens 1 bis 2 Minuten dauern.

Schläfenakupressur und Akupressur zwischen den Augenbrauen

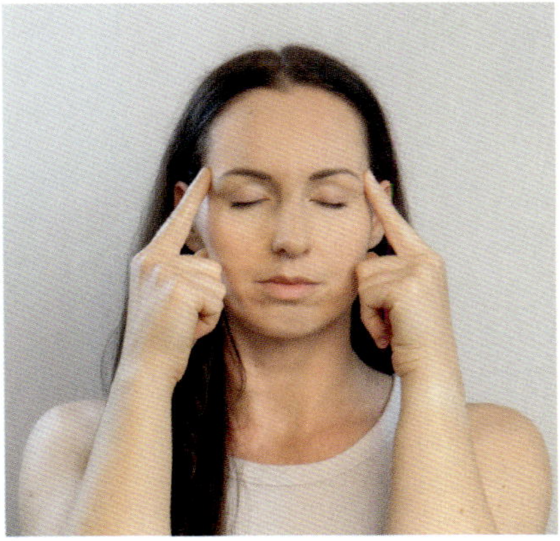

- Für die folgenden drei Handgriffe benötigst du immer die Fingerkuppe deines Zeigefingers. Achte darauf, nicht den Fingernagel zu verwenden und nur so viel Druck aufzubauen, dass du deinen Puls deutlich unter dem Finger spüren kannst.

- Setze zunächst beide Zeigefinger auf die Schläfen, direkt in die natürliche Vertiefung. Lasse die Finger ruhen und schließe die Augen.

- Halte den Druck für 20 Sekunden und beginne anschließend, sanfte, kreisende Bewegungen auszuführen – zuerst 20 Sekunden in die eine und dann weitere 20 Sekunden in die andere Richtung.

- Für den zweiten Handgriff verwendest du nur einen Zeigefinger und platzierst diesen in der kleinen Vertiefung zwischen den Augenbrauen.

- Halte den sanften Druck auch hier für etwa 20 Sekunden, bevor du anschließend 20 Sekunden jeweils in beide Richtungen kreist.

- Zum Abschluss legst du beide Zeigefinger an den Ansatz deiner Augenbrauen. Dieser Punkt befindet sich auf einer gedachten Linie vom inneren Augenrand gerade nach oben.

- Behandle diesen Punkt auf dieselbe Weise wie die beiden vorherigen.

Drei-Finger-Massage zwischen den Augenbrauen

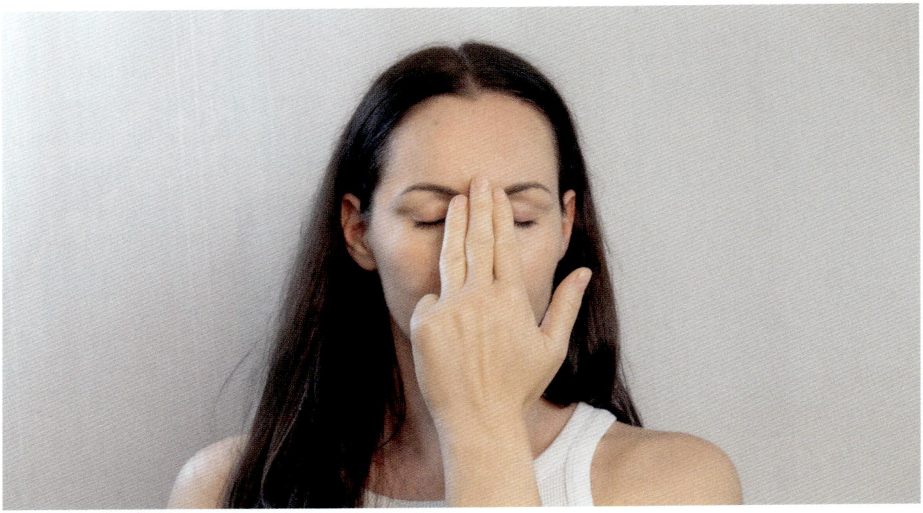

- Lege Zeige-, Mittel- und Ringfinger deiner rechten oder linken Hand auf deine Nasenwurzel.

- Schiebe die Finger von dort aus zwischen den Augenbrauen nach oben und fächere sie anschließend Richtung Stirn auf, sodass du diese großflächig massieren kannst. Halte dabei den Nacken entspannt und lasse deine Finger förmlich in die Haut der Stirn hineinschmelzen, während du sie nach oben schiebst.

- Spüre, wie sich mit jeder Bewegung nach oben mehr Entspannung ausbreitet.

- Massiere so für 1 Minute.

Kopf hängen lassen

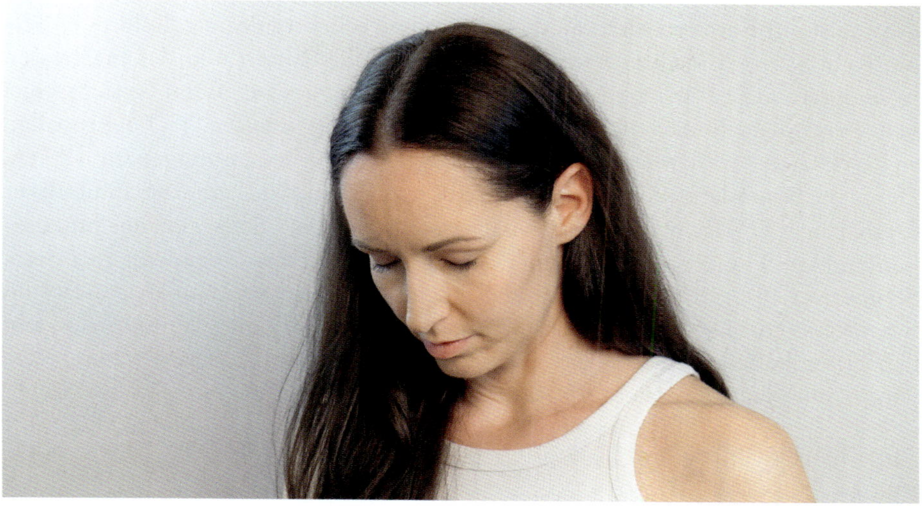

Solltest du Probleme mit der Halswirbelsäule haben, lässt du die folgende Übung aus.

So geht's:

- Setze dich aufrecht hin und rolle die Schultern nach hinten und unten. In dieser Position bleiben sie, während du deinen Kopf nach vorn hängen lässt.

- Gib dein gesamtes Gewicht nach vorn ab und spüre die Dehnung entlang deiner Halswirbelsäule.

- Atme tief ein und gleichmäßig aus. Lenke deinen Atem in die Bereiche, die sich eng anfühlen oder wo du eine starke Dehnung wahrnimmst.

- Lasse den Kopf für 30 Sekunden bis 1 Minute in dieser Position hängen.

- Beende die Übung früher, wenn sie sich unangenehm oder schmerzhaft für dich anfühlt.

Asymmetrien und Kiefergelenksbeschwerden

Es ist vollkommen normal, dass dein Gesicht nicht gleichmäßig ist. Dies fällt uns meist auf Fotos stärker auf als beim seitenverkehrten Spiegelbild oder Selfie. Kein Mensch hat exakt symmetrische Gesichtshälften und das macht den lebendigen und natürlichen Ausdruck unseres Gesichts aus. Beim Gesichtsyoga geht es somit nicht darum, ein perfektes Gesicht zu erschaffen. Vielmehr wollen wir Ursachen für Schmerzen, Fehlbelastungen und Verspannungen aufdecken. Denn insbesondere bei Kiefergelenksbeschwerden wie craniomandibulärer Dysbalance (CMD) oder Zähneknirschen (Bruxismus) gilt es genauer hinzusehen und Gesichtsyoga als Instrument zu nutzen, diese Beschwerden aufzulösen. Schmerzen im Bereich des Kiefers, Knacken, Zähneknirschen und -pressen sind Symptome von Dysbalancen, jedoch nicht ihr Grund. Eine Zahnschiene kann daher nur helfen, den Abrieb der Zähne zu verhindern; das Knirschen selbst wird damit kaum adressiert.

Sich in Probleme verbeißen

Kieferprobleme wie Bruxismus oder CMD entstehen meist durch Stress, Ängste, Emotionen oder Anspannung, die wir im Kiefer speichern. Diese emotionalen Faktoren wirken sich direkt auf die Spannung in der Kau- und Kiefermuskulatur aus: Wir beißen unbewusst die Zähne zusammen und das Knirschen dient dabei als Ventil, um Druck abzubauen. Durch das gezielte Lösen der Muskulatur und die Dehnung von verkürzten Muskeln kannst du Verspannungen abbauen und die Muskulatur entlasten. Gleichzeitig solltest du dich auf die Suche machen nach den Auslösern für die Anspannung. Verbeißt du dich regelrecht in Probleme? Leidest du unter permanentem Stress und stehst ständig unter Strom? Dann ist es wahrscheinlich, dass die Schmerzen im Kiefer, die Asymmetrien, das Knirschen und der Bruxismus hier ursächlich begründet liegen. Solltest du schon seit Längerem starke Schmerzen im Bereich des Kiefergelenks haben oder mit den Zähnen knirschen, dann ist es sinnvoll, sich professionelle Hilfe bei einem Arzt oder einer Ärztin beziehungsweise einer Physiotherapeutin oder einem Physiotherapeuten zu suchen.

Asymmetrische Belastungen im Schlaf

Asymmetrien, die sich in Schmerzen äußern, sind oft das Resultat einseitiger Belastung, Verspannungen oder von Fehlhaltungen. Auch die Schlafposition spielt hier eine Rolle. Schlafen wir mehrheitlich auf einer Körperseite, kann sich diese Seite stärker verspannen. Der Druck auf dem Kiefergelenk dieser Seite ist erhöht, die Position des Unterkiefers verschiebt sich und die Muskulatur, die Haut sowie die faszialen Strukturen verändern sich im Vergleich zur anderen Gesichtsseite. Das Zusammendrücken des Gesichts erschwert außerdem den Lymphfluss, sodass sich Flüssigkeit im Gewebe staut. Diese einseitige Belastung kann auf Dauer sogar die Schultern und den Nacken verspannen und sich negativ auf die Körperhaltung auswirken. Falls möglich, solltest du in Rückenlage schlafen. Hilfreich sind ein spezielles Kissen und eine Rolle, die unter die Knie gelegt wird. In der Seitenlage kann dich ein Seitenschläferkissen unterstützen. Zudem solltest du direkt am Morgen für Entlastung sorgen, wobei dir die Übungen in diesem Kapitel helfen werden.

Gesichtsyoga setzt mit seiner bewussten Atmung und mit seinem meditativen Charakter hier an: Du findest endlich Raum, loszulassen und Entspannung zu praktizieren, was sich positiv auf die Spannung der Muskulatur auswirken wird. Vor allem, wenn du länger praktizierst. Achte im Alltag bewusst darauf, wann du die Muskulatur verspannst und die Zahnreihen aufeinanderpresst. Wenn du diese unbewussten Handlungen loslassen kannst, löst du nachhaltig Verspannungen im Gesicht und damit Asymmetrien auf. Und vielleicht erinnerst du dich häufiger daran zu lächeln, denn wenn du lächelst, bildest du weder Zornesfalten noch Verspannungen im Kiefer.

Unser Gesicht ist Teil des Ganzen

Zum Schluss solltest du dir bewusst machen, dass unser Gesicht nicht isoliert vom Rest des Körpers funktioniert, sondern in direkter Verbindung mit ihm steht. Das komplexe Fasziengeflecht, welches sich dreidimensional von den Füßen bis zum Kopf erstreckt, verknüpft alle Körperregionen mit deinem Gesicht. Verspannungen oder Fehlhaltungen in anderen Körperbereichen wie den Füßen (Plantarfaszie der Fußsohle beispielsweise), der Beinrückseite, im Becken oder in der Brust- und Schultermuskulatur übertragen sich so ins Gesicht. Vor allem unsere dominante Körperseite (Links- oder Rechtshändigkeit) prägt unser Gesicht. Einseitige Belastungen aus Freizeit oder Beruf sind weitere Faktoren, die Dysbalancen begünstigen. Verspannungen und Verkürzungen der Brustregion, des Halses und der Schultern sind dabei relevant, da sie eine nach vorn geneigte Körperhaltung, eine schiefe Kopfposition und Verkürzungen des Halses begünstigen.

Weitere Faktoren, die Ungleichheiten fördern, sind:

- einseitiges Kauen (beim Essen oder Kaugummikauen)
- einseitige Mimikgewohnheiten
- das Tragen schwerer Taschen auf einer Seite

- der Druck durch Kleidung auf die Nackenmuskulatur (beispielsweise Sport-BH oder BH auf dem Kapuzenmuskel)
- einseitige sportliche Belastungen
- einseitige Körperhaltungen wie das Übereinanderschlagen der Beine

Im Folgenden findest du kurze Sequenzen, die du zur Entlastung der Kau- und Kiefermuskulatur durchführen kannst. Außerdem empfehle ich dir, dich im Alltag zu beobachten, um Gewohnheiten zu identifizieren, die Asymmetrien begünstigen. Wie bei allem geht es auch hier nicht um Perfektion, sondern um Bewusstsein. Um ein Verständnis dafür, dass das, was du täglich tust, langfristig einen Einfluss auf deine Gesundheit, deinen Alterungsprozess und dein Wohlbefinden hat. Denke daran, dass du diejenige bist, die entscheidet, wie du mit diesen Faktoren umgehst.

Verspannungen der Nacht lösen (Dauer: 7 Minuten)

Schultern kreisen und Kopf mobilisieren (siehe Seite 54 f.)

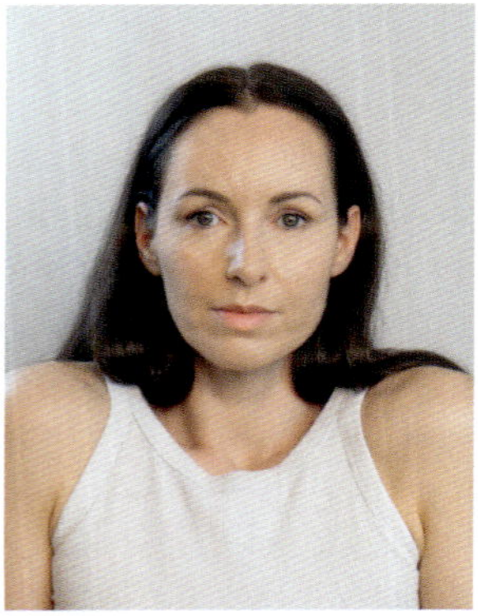

Schultern kreisen

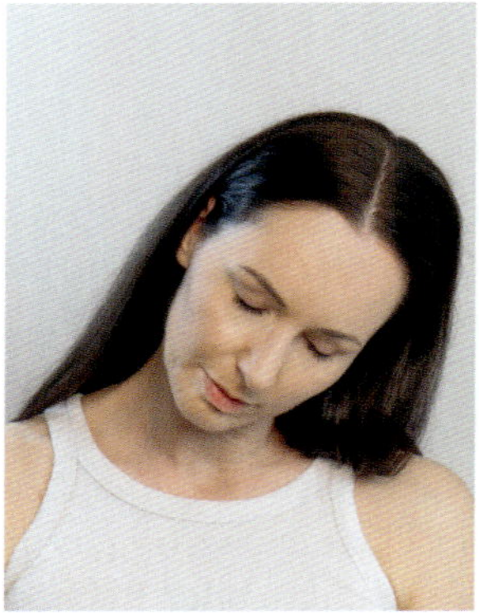

Kopf hin und her wiegen

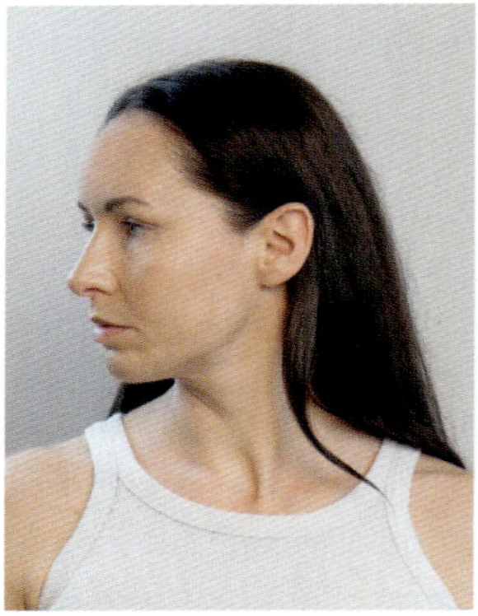

Kopf kreisen

Nackendehnung links und rechts
(siehe Seite 147)

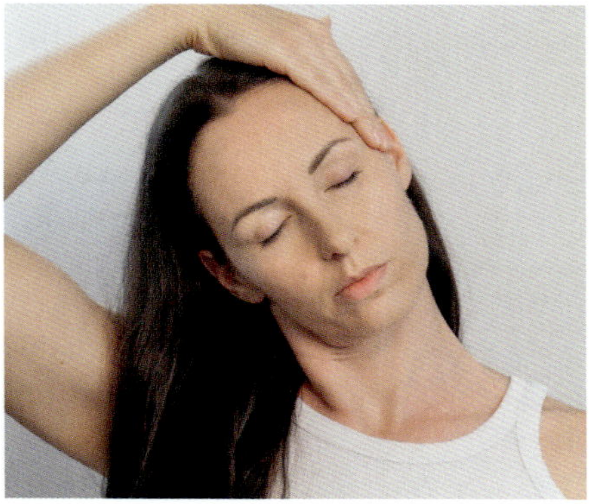

Nackendehnung links

Kaumuskelmassage

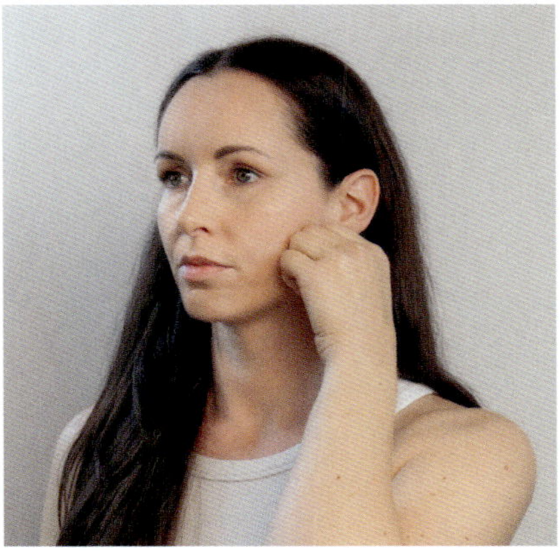

- Forme mit deinen Händen Fäuste und lege sie dort auf, wo du deinen Kaumuskel (Musculus masseter) spürst, wenn du die Zähne zusammenbeißt. Achte darauf, dass du den flachen Teil zwischen den Knöcheln auflegst.

- Während du die untere Gesichtshälfte entspannst und die Zähne wieder voneinander löst, beginnst du, den Kaumuskel mit sanft kreisenden Bewegungen Richtung Ohr zu massieren.

- Schließe die Augen und spüre die Unterschiede zwischen der linken und der rechten Seite. Eventuell schmerzt der Bereich schon bei sanftem Druck. Passe die Intensität der Übungen für dich so an, dass sie sich angenehm anfühlt und du trotzdem den Muskel kreisend bewegen kannst. →

- Massiere so für 30 Sekunden und wechsle daraufhin die Richtung. Kreise noch einmal 30 Sekunden.
- Anschließend streichst du den Muskel von oben nach unten aus. Lasse dabei dein Kinn bewusst und entspannt hängen.
- Massiere mit den Knöcheln zwischen Wangenknochen und Unterkieferknochen für 1 Minute.

Kopfwendemuskel lösen (siehe Seite 88)

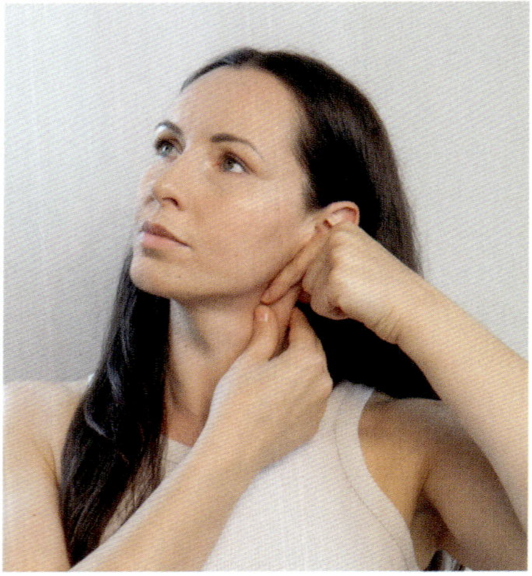

Hals rollen (siehe Seite 87)

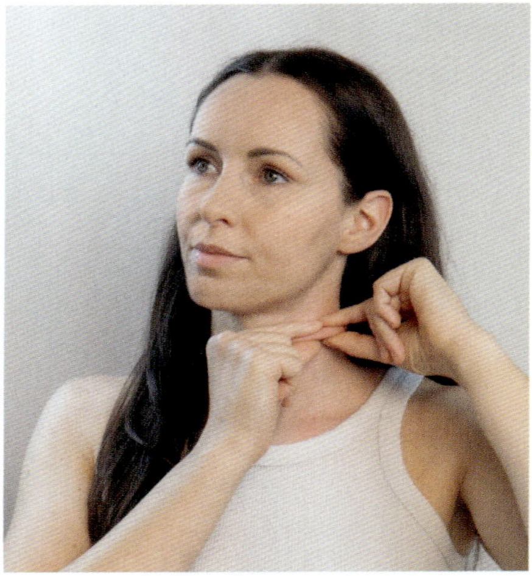

Zähneknirschen und -pressen (Dauer: 7 Minuten)

Kaumuskelmassage (siehe Seite 155)

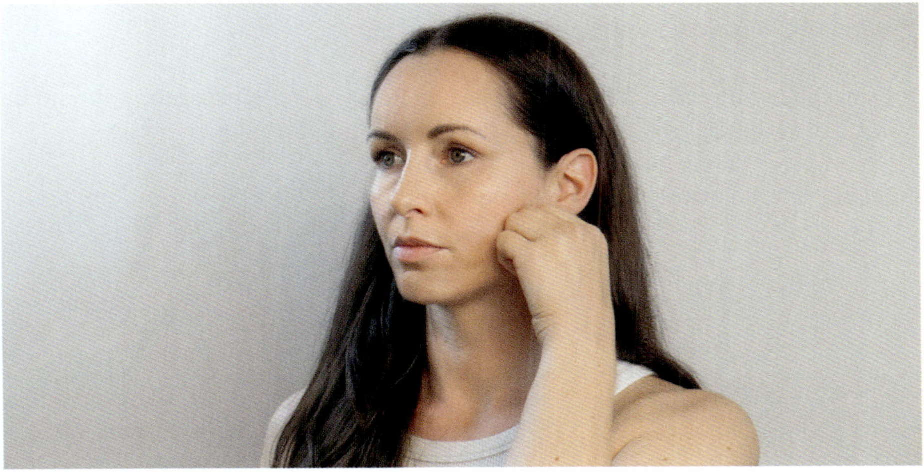

Wow-Mund und Temporalis-Rütteln

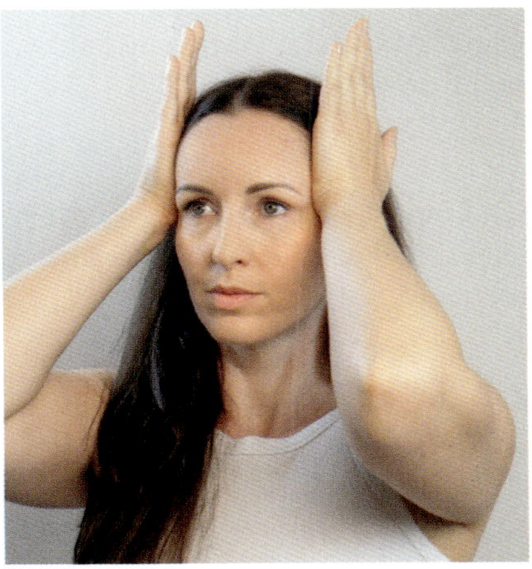

- Presse sanft die Zähne aufeinander und lege die flachen Hände auf den Bereich oberhalb deiner Ohren und seitlich auf die Schläfen, wo du den Temporalismuskel, einen weiteren Teil der Kaumuskulatur, spüren kannst.

- Lasse die Hände dort ruhen, während deine Schultern entspannt sind und die Ellenbogen weit.

→

- Sprich das Wort Wow aus und öffne dabei den Mund weit und trotzdem ohne Druck, so wie es sich für dein Kiefergelenk noch gut anfühlt.

- Spüre bewusst die Regung des Muskels unter deinen Handflächen.

- Wiederhole diese Bewegung für 30 Sekunden.

- Danach lässt du die Zahnreihen locker und den Kiefer entspannt, während du mit den Handflächen auf dem Muskel rüttelst, um ihn sanft zu lösen.

- Massiere auf diese Weise für 30 Sekunden.

Kiefergelenksakupressur

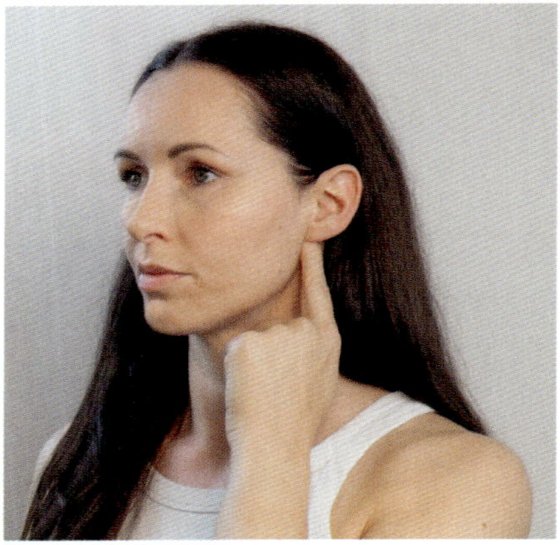

- Du brauchst die Fingerkuppen deiner Zeigefinger. Achte darauf, nicht den Fingernagel zu verwenden. Wir stimulieren drei Punkte im Bereich des Kiefergelenks und des Ohrs: den Akupressurpunkt direkt hinter dem Ohr, vor dem Ohrläppchen sowie mittig vor dem Ohr.

- Suche dir die kleine Vertiefung direkt hinter dem Ohrläppchen.

- Übe dort sanften Druck aus, bis du unter den Fingerspitzen den Puls wahrnehmen kannst. Achte darauf, dass du nicht auf den Knochen drückst, sondern in die Muskulatur, Haut und das dünne Unterhautfettgewebe.

- Halte dies für 30 Sekunden.

- Danach kreise mit den Fingern zuerst 30 Sekunden in die eine Richtung, anschließend 30 Sekunden in die andere.

- Wiederhole diese Technik für die beiden weiteren Punkte.

Müde Augen (Dauer: 7 Minuten)

Unsere moderne Lebensweise und besonders die stundenlange Arbeit vor Bildschirmen, das Scrollen am Handy und auch das Fernsehen verlangen unseren Augen viel ab. Diese intensive Beanspruchung im Nahbereich sorgt dafür, dass wir zu selten blinzeln, was zu trockenen, gereizten Augen führt. Zu wenig natürliches Tageslicht, schlechte Innenbeleuchtung oder sogar Blendung, trockene Raumluft im Winter und/oder durch Klimaanlagen sowie eine zu geringe Trinkmenge reduzieren den Tränenfilm, der im Alterungsprozess zusätzlich abnimmt.

Wenn wir für lange Zeit auf einen Bildschirm schauen, arbeitet unsere Augenmuskulatur konstant mit. Das reduzierte Blinzeln trocknet die Augenoberfläche aus. Als Reaktion erweitern sich die kleinen Blutgefäße der Augen, damit sie mehr Sauerstoff und Nährstoffe transportieren können, was wiederum zur typischen Rötung führt.

Als kleinen Tipp kann ich dir die 20-20-20-Regel mitgeben: Sie besagt, dass du alle 20 Minuten für 20 Sekunden mindestens 20 Meter in die Ferne schauen solltest. Blinzle dabei bewusst mehrmals und atme tief ein und aus, um den Körper ganzheitlich mit mehr Sauerstoff zu versorgen. Deine Augen entspannen sich in diesem Wechsel von Nah- auf Fernsicht und dein Geist kann kurz abschalten.

Augenyoga entspannt

Spezielle Übungen aus der Gesichtsyogapraxis helfen außerdem, die Augenpartie zu entspannen, den Lymphfluss anzuregen und die Durchblutung zu verbessern. Als wunderbaren Nebeneffekt lernst du bei den Augenyogaübungen, die Augen zu nutzen, ohne die Stirn anzuspannen. Zudem kannst du die Falten um die Augen herum glätten. Denn je entspannter der Augenmuskel ist, umso weniger Falten bilden sich dort. Die Augenringe hellen sich auf, dein Blick wird wacher und vitaler.

Zu Beginn: Atmen

- Beginne im Sitzen. Schließe deine Augen für drei tiefe Atemzüge durch die Nase.
- Lege die Hände auf dein Herz oder auf deine Oberschenkel.
- Verlängere das Ein- und Ausatmen dabei maximal und halte nach dem Einatmen den Atem kurz an, bevor du ausatmest.

Lymphdrainage und Akupressur für den Augenbereich (siehe Seite 67)

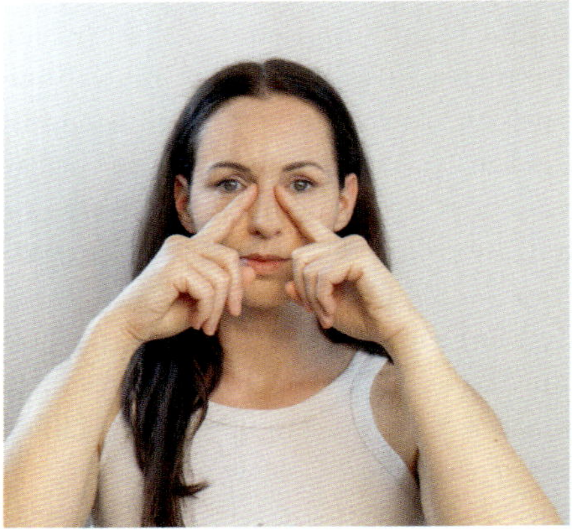

Augenyoga

Diese Übung besteht aus drei verschiedenen Bewegungen der Augen:

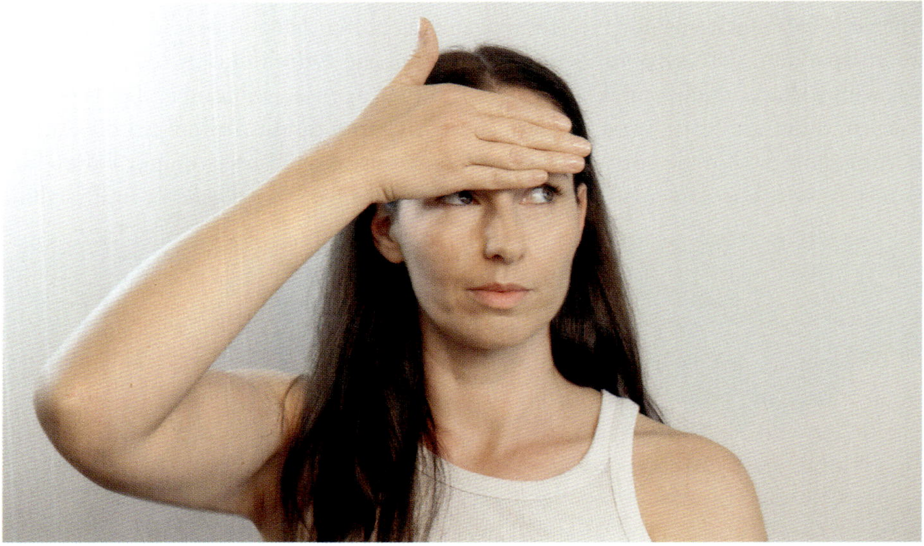

- Lege zuerst die Hand flach auf deine Stirn, sodass du auch die Augenbrauen bedeckst und die Stirn an der Bewegung gehindert wird. Du kannst die Hände zwischendurch wechseln, falls dein Arm ermüdet.

- Während der Augenübungen wirst du merken, dass deine Augenbrauen und deine Stirn sich anspannen wollen. Mit der Hand verhinderst du bewusst, dass das geschieht.

- Versuche zusätzlich, die Stirn weich und entspannt zu lassen. Diese Technik wird dir in Zukunft helfen, die Augen zu bewegen und zusammenzukneifen (beispielsweise beim Blinzeln gegen Sonnenlicht), ohne dabei Zornes- und Stirnfalten zu bilden. Außerdem beugt dies Kopfschmerzen vor, die durch die Verspannung der Stirnmuskulatur entstehen können.

- Fixiere die Stirn mit deiner flachen Hand, schiebe die Schultern nach hinten und unten und halte den Kopf nach vorn ausgerichtet. Dein Kinn ist dabei parallel zum Boden.

- Beginne deine Augen kreisförmig zu bewegen. Starte auf 12 Uhr und bewege sie so großzügig wie möglich im Uhrzeigersinn, bis du wieder am Ausgangspunkt ankommst.

- Kreise entgegen dem Uhrzeigersinn zurück.

- Wiederhole diese Kreisbewegungen für 30 Sekunden.

- Im zweiten Schritt zeichnest du mit den Augen Quadrate: Schaue zuerst zur Seite, daraufhin nach oben, zur anderen Seite und nach unten. Von dort aus kehrst du in umgekehrter Reihenfolge zurück.

- Wiederhole auch diese Bewegungen für 30 Sekunden.

- Abschließend schaust du abwechselnd nach oben und unten sowie nach rechts und links.

- Wiederhole dies ebenfalls für 30 Sekunden.

Klopfen für den Augenbereich

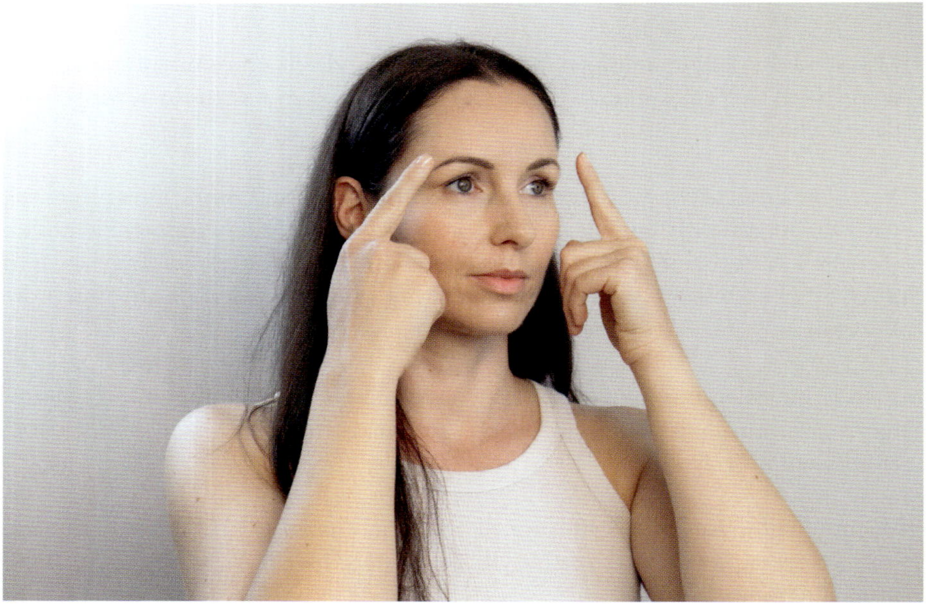

- Klopfe mit Zeige- oder Mittelfinger zwischen den Augenbrauen.
- Bewege dich von dort aus rhythmisch über den Augenbrauen nach außen bis zu den Schläfen und unter den Augen zurück Richtung Mitte. Stelle dir vor, du zeichnest klopfend einen Kreis.
- Zusätzlich kannst du außerdem abwechselnd unter deinen Augenbrauen klopfen.
- Achte darauf, dass du den Bereich direkt unter den Augen aussparst.
- Wiederhole dieses kreisförmige Klopfen für 1 bis 2 Minuten und schließe dabei entspannt die Augen, um die stressreduzierende Wirkung zu verstärken.

Atmen zum Abschluss
Schließe zum Ende dieser Sequenz noch einmal deine Augen für drei tiefe Atemzüge durch die Nase und verfahre ebenso wie am Anfang.

Übungen ohne Hände (Dauer: 7 Minuten)

Face-Yoga-Übungen ohne Hände sind eine wunderbare Ergänzung zu all denen, die du nun bereits kennst. Du kannst sogar Übungen für den Mund- (siehe ab Seite 74) und Wangenbereich (siehe ab Seite 68) als Übungen ohne Hände durchführen, beispielsweise das Wangenlifting mit offenem oder geschlossenem Mund. Das solltest du jedoch nur tun, wenn du sie praktizieren kannst, ohne zusätzliche Falten in die Haut zu legen.

Bei den folgenden Übungen benötigst du weder saubere Hände noch ein sauberes Gesicht. Damit lassen sie sich mühelos in den Alltag integrieren: Sie sind überall und jederzeit durchführbar. Egal, ob du dich im Stau auf dem Weg zur Arbeit befindest, unter der Dusche, beim Kochen oder immer dann, wenn du ein paar Minuten Zeit hast.

Die Vorteile dieser Übungen sind:

- Sie ermöglichen dir, die Muskulatur auch dann zu aktivieren, wenn du gerade unterwegs bist oder keine Zeit hast, dein Gesicht zu waschen, um eine vollständige Routine durchzuführen.
- Sie verbessern deine Gesichtswahrnehmung, denn ohne die Hände musst du dich noch stärker auf die Entspannung deines Gesichts und die gezielte, isolierte Anspannung der kleinen Muskelgruppen konzentrieren.
- Da sie leicht umzusetzen sind, können sie dir helfen, eine langfristige Routine aufzubauen. Denn du hast so das Gefühl, bereits Gesichtsyoga zu praktizieren, auch wenn es nur ein paar Minuten täglich sind.

Wichtig ist jedoch Folgendes: Egal wo und wann du Face Yoga durchführst, du solltest immer das Gefühl der Kontrolle haben. Übungen zwischendurch bringen nur etwas, wenn du sie bewusst praktizierst und wirklich in Kontakt mit der Muskulatur kommst. Außerdem solltest du sie nicht machen, wenn du das Gefühl hast, dass du deine Hände zum Glätten von Falten benötigst. Denn dann ist die Zeitersparnis zwar verlockend, wird dir aber nicht die Ergebnisse bringen, die du dir wünschst. Zudem sehe ich sie eher als fortgeschritten an, da die unterstützende Wirkung der Hände wegfällt.

Die Übungen ohne Hände kannst du auf unterschiedliche Weisen praktizieren: Du kannst sie entweder als Sequenz nacheinander durchführen oder einzeln zwischendurch. Sie passen sich damit deinen Bedürfnissen an und geben dir die Flexibilität, Gesichtsyoga nach deinen Anforderungen in dein Leben zu integrieren.

Wangen aufblasen ohne Hände

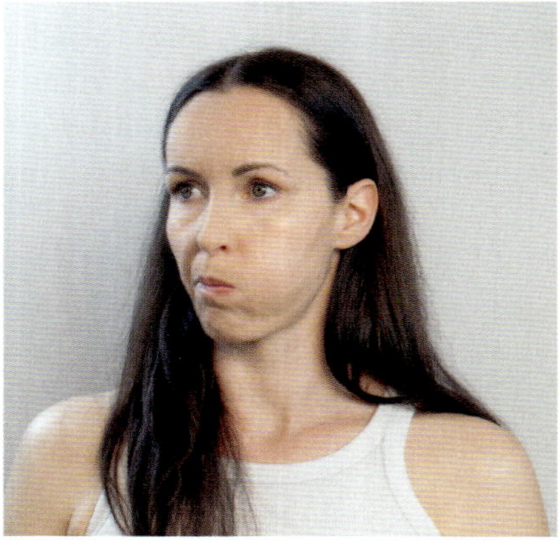

- Führe die Übung »Wangen aufblasen« wie auf Seite 73 beschrieben durch, jedoch ohne die Finger auf die Lippen zu legen.

O-Mund und Augen aufreißen

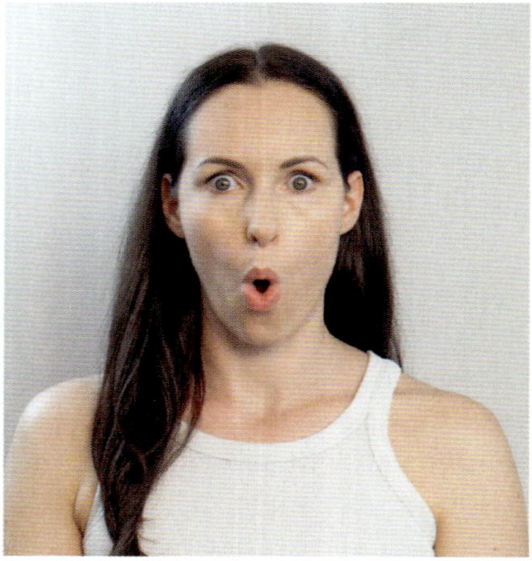

- Forme den Mund großzügig zu einem kraftvollen O, bei dem sich die Mundwinkel sanft nach außen schieben und das Kinn nach unten sinkt. Schiebe gleichzeitig die Mundwinkel vorsichtig zur Seite, um Falten auf der Oberlippe zu reduzieren.
- Während du das O kraftvoll hältst, fixierst du einen Punkt geradeaus und reißt die Augen auf. Dabei sollten die Stirn und der Bereich zwischen den Augenbrauen entspannt bleiben.
- Halte die Augen für 10 Sekunden auf diese Weise und wiederhole noch zweimal. Der O-Mund bleibt während der gesamten Abfolge in dieser Form stabil.

O-Mund und Augen zusammenkneifen

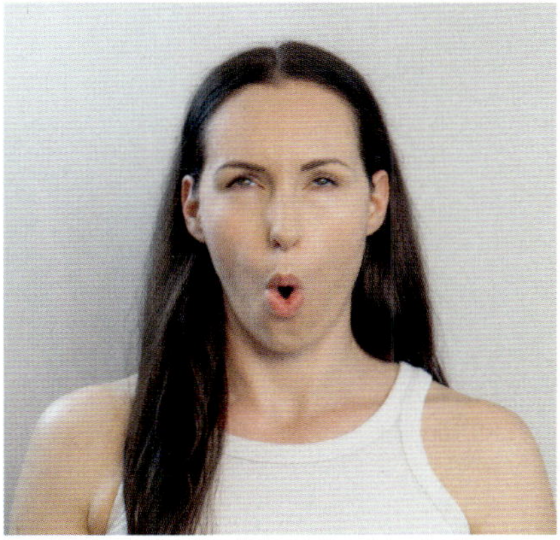

- Verfahre wie bei der vorigen Übung (siehe linke Seite unten) kneife aber nun die Augen kräftig zusammen, statt sie aufzureißen.

- Halte für 10 Sekunden und wiederhole zweimal. Halte den O-Mund währenddessen stabil.

Zunge von innen kreisen lassen

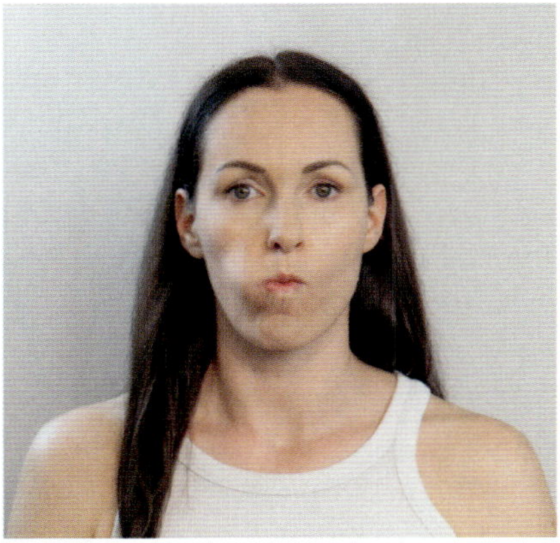

- Entspanne dein Gesicht und vor allem die untere Gesichtshälfte.

- Löse die Zahnreihen voneinander und die Zunge vom Gaumen, sodass sie im Mund schwebt.

- Beginne, mit der Zungenspitze die innere Umrandung deines Munden zu umkreisen. Stelle dir dabei vor, dass du den Mundmuskel von innen mit deiner Zunge massierst.

- Führe drei vollständige Kreisbewegungen in die eine Richtung durch, bevor du in die Gegenrichtung wechselst. Du wirst dabei spüren, dass deine Zunge nach einigen Kreisen zu schmerzen beginnt.

- Pausiere kurz, bis sie sich entspannt hat, und setze die Übung fort.

- Massiere mit der Zunge für insgesamt 1 Minute.

Fischmund ohne Hände
(siehe Seite 80 f.)

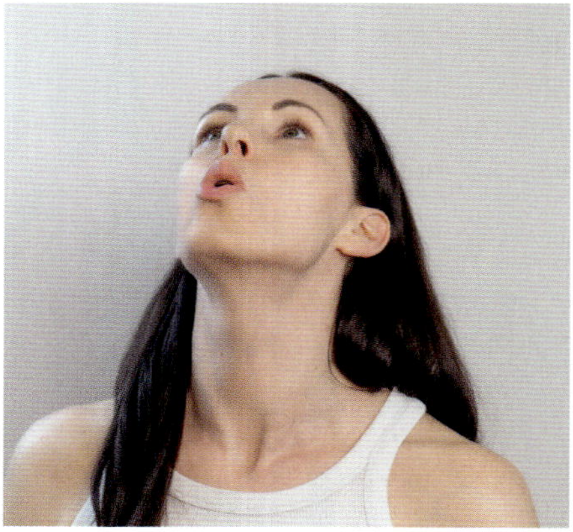

Gecko ohne Hände
(siehe Seite Gecko)

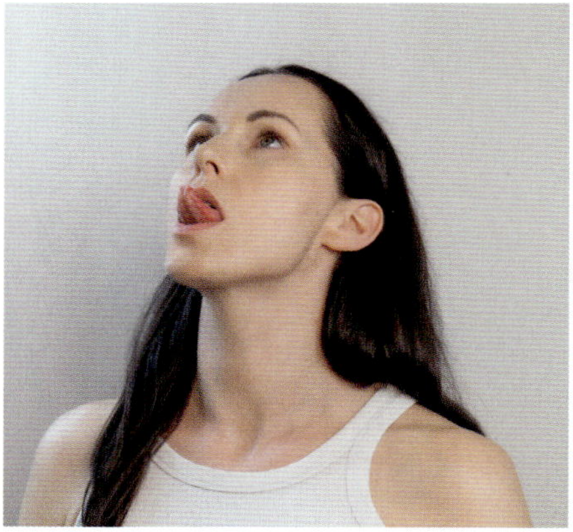

Variante von »Kiss the sky«

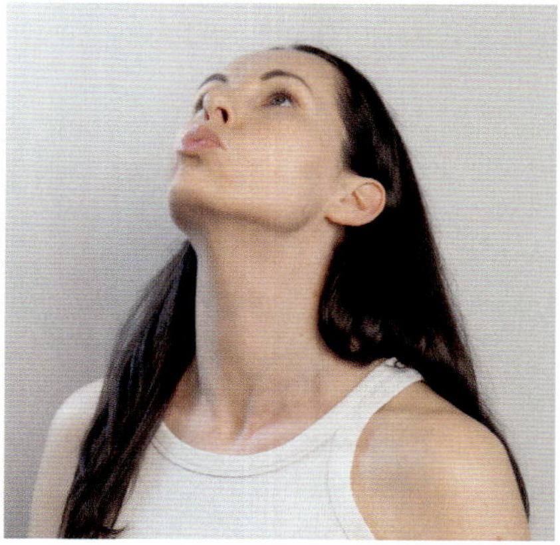

- Rolle die Schultern nach hinten und unten.
- Hebe dein Kinn nach oben an und achte darauf, dass dein Nacken gestreckt und entspannt bleibt.
- Forme einen Kussmund und küsse nach oben. Stelle dir vor, dass du diese Küsse Richtung Himmel schickst.
- Im Vergleich zur Kiss-the-sky-Übung, die du bereits kennst, vermeiden wir mit der Veränderung der Mundform Faltenbildung im Wangenbereich, ohne auf die kraftvolle Aktivierung zu verzichten.
- Küsse auf diese Weise fünfzehnmal und wiederhole noch zweimal.

Epilog

Unser Gesicht ist aus meiner Sicht der ehrlichste, authentischste und zugleich faszinierendste Ausdruck dessen, wer wir wirklich sind. Dein Gesicht erzählt die Geschichte deines Lebens und deine Mimik spricht eine eigene Sprache, die weit über das, was du mit Worten sagst, hinausgeht. Dein Gesicht ist damit nicht nur der Spiegel deiner Empfindungen, deiner Gefühle und Erfahrungen. Es ist das, was andere zuerst an dir sehen und damit der Teil deines Körpers, mit dem du dich intensiv beschäftigen darfst.

Als ich mit Face Yoga begann, war mir die Intensität der Praxis noch nicht bewusst. Trotzdem spürte ich bald, dass es weit mehr kann, als nur Falten zu reduzieren. Es geht darum, das, was man ist, den eigenen Ausdruck und den eigenen Wert wahrzunehmen. Aber auch darum, emotionale Last, die du seit Jahren in dir trägst und die sich in deinem Gesicht manifestiert hat, zu erkennen und dein Inneres so mit deinem Äußeren zu verbinden. Damit du mit dem Ausdruck durch die Welt und dein Leben gehen kannst, der dir wirklich entspricht. Das wird nicht innerhalb einer vierwöchigen Praxis passieren, aber Schritt für Schritt, je länger du praktizierst.

Ich habe hier mein Wissen mit dir geteilt, das ich mir nicht nur in der Beschäftigung mit Face Yoga, sondern ebenso mit anderen körperlichen Praktiken angeeignet habe. Dieser Ratgeber ist voll mit Erfahrungen, die ich mit Tausenden Face-Yogis und -Yoginis machen durfte. Mein Anliegen ist, dass auch du das Gesichtsyoga von nun an in die Welt trägst.

Gesichtsyoga ist eine Einladung an dich: Lege den Wunsch ab, unrealistischen Schönheitsidealen zu entsprechen, bei denen meist mit Botox, Fillern oder Photoshop nachgeholfen wurde. Tauche in die ganzheitliche Praxis ein, auch gern mit dem Ziel, Falten zu reduzieren, die Haut zu straffen und deine Konturen sichtbar zu machen. Aber belasse es nicht dabei, sondern sei offen dafür, dir das ganze Potenzial von Gesichtsyoga zu erschließen, indem du die Wirkungen auf die Haut siehst und die tiefen Transformationsprozesse darunter. Face Yoga ist Praxis der Gesunderhaltung der Haut, der Muskulatur, des Fettgewebes und der Lymphe, um mit einem lebendigen, ausdrucksvollen Gesicht zu altern. Denn in dem Bewusstsein, dass du es in der Hand hast, wie du altern möchtest, wirst du dir und anderen voller innerer Stärke und Selbstbewusstsein begegnen.

Dieses Buch ist auch ein Appell: Verstecke dich nicht, sondern zeige dich der Welt, denn es gibt niemanden, der genauso aussieht wie du. Und es wäre doch schade, dich der Welt vorzuenthalten. Ich möchte dich ermutigen, liebevoller auf dich und dein Gesicht zu blicken. Schönheit ist kein Zustand, den man erreichen kann oder ein Projekt, welches man abschließt. Deine eigene Schönheit kannst du wahrnehmen, wenn du dich frei machst von dem Druck, einem gewissen Ideal entsprechen zu müssen. Face Yoga ist dabei ein beinahe rebellischer Akt der Selbstliebe, denn es gibt dir die Freiheit, ganz du selbst zu sein.

Danke

Ich möchte mich an dieser Stelle bei allen Menschen bedanken, die mich in den letzten Jahren unterstützt haben. Die Menschen um mich herum, meine Familie, meine Freunde sowie all die inspirierenden, selbstständigen Frauen in meinem Netzwerk haben dazu beigetragen, dass ich mich mit Ende 30 dreißig noch einmal beruflich in eine ganz andere Richtung entwickeln durfte.
Von Herzen danke an meinen Mann Martin und unsere wundervolle Tochter Wilma für die Geduld mit mir, für das Verständnis für meine Zweifel und dafür, dass ihr einfach da seid, mich ermutigt und bestärkt, in allem, was ich tue.
Danke sage ich:
Meinen Eltern und meinem Bruder, die meinen Lebensweg so stark geprägt haben.
Meiner wunderbaren Freundin und Fotografin Rita Falk, ohne deren Talent, Geduld und Hingabe dieses Buch keine so liebevollen und aussagekräftigen Abbildungen hätte.
Meiner Literaturagentin Sabrina Haja, ohne die dieses Buch nie entstanden wäre. Danke, dass du bereits vor der konkreten Buchidee an das Gelingen dieses Projekts geglaubt hast und mich mit deiner Expertise und deinen Kontakten so wertvoll unterstützt hast.
Beim Verlag danke ich besonders Inga Heckmann, Sven Beier und Jonas Stiehler sowie meiner Lektorin Sabine E. Rasch. Vielen Dank, dass auch ihr an das Projekt geglaubt und mich bei meinem Erstlingswerk so professionell, mit viel Verständnis und einfühlsam begleitet habt.
Zudem danke ich all meinen lieben Freundinnen, Wegbegleiterinnen, Unterstützerinnen, Mentorinnen und meinen Face-Yogis und -Yoginis für ihre Begeisterung, ihr Vertrauen, ehrliches Feedback und den offenen Austausch, der mich tief erfüllt und der für meine persönliche und berufliche Weiterentwicklung essenziell ist.
Und nicht zuletzt danke dir, liebe Leserin, dafür, dass du dieses Buch neugierig und voller Offenheit für einen neuen Weg ausgewählt hast. Ich wünsche mir, dass dich Gesichtsyoga dabei unterstützt, liebevoller und bewusster mit dir und deinem Gesicht umzugehen, und dich Tag für Tag näher an dein authentisches und schönes Ich heranführt.

Face Yoga praktizieren mit Video-Unterstützung

Wenn du den unten abgebildeten QR-Code mit der Kamera deines Handys scannst, gelangst du zu einer Webseite. Dort findest du die ausgewählten Sequenzen des Buches als Video, sodass wir die Übungen gemeinsam praktizieren können.

https://www.faceyoga.cc/videos-buch

Wenn du weiterlesen möchtest

- Ahn, K. M., Hong, K. H., Lee, J. S. und Shin, K. O. (2010). »A Study on Regulation of Sebum, Moisture, Elasticity and Edema in Face by Combination of Manual & Jade Massage«. The Journal of Cosmetological Science, 6(4), 337–346.
- Borchers, S. (2022). Der Yoga-Effekt: für die achtsame Vernetzung von Körper, Gehirn und Geist – Resilienter, gelassener und flexibler mit dem intelligenten Bewegungsprogramm. Irisiana München.
- Choi, J. Y., Ha, N. G., Lee, W. J. und Boo, Y. C. (2025). »Synthetic and Natural Agents Targeting Advanced Glycation End-Products for Skin Anti-Aging: A Comprehensive Review of Experimental and Clinical Studies«. Antioxidants, 14(4), 498. https://doi.org/10.3390/antiox14040498
- Clear, J. (2020). Die 1%-Methode – minimale Veränderung, maximale Wirkung: Mit kleinen Gewohnheiten jedes Ziel erreichen. Goldmann München.
- Collins, D. (2019). Danielle Collins' Face Yoga: Firming facial exercises & inspiring tips to glow, inside and out. Watkins Publishing.
- Eickes, K. (2022). Der Zyklus-Kompass: In vier Schritten den weiblichen Zyklus harmonisieren und ein Leben in Balance führen – inkl. über 30 Rezepten. Content Creator Verlag.
- Eilert, D. (2022). Was dein Gesicht verrät: Wie wir unsere Mimik und verborgene Körpersignale entschlüsseln. Droemer Knaur.
- Fetzer, A. (2018). Die Lymphe: Wächter über Gesundheit und Vitalität. Achiel Verlag.
- Gerlach, U. und Hunger, U. (2014). Lehrbuch und Atlas der myofaszialen Triggerpunkte, Band 1, Kopf, Nacken und Kiefer. Urban & Fischer Verlag.
- Gilchrest, B. A. und Krutmann, J. (Hrsg.) (2006). Skin Aging. Springer.
- Goleman, D. (2007). Soziale Intelligenz: Wer auf andere zugehen kann, hat mehr vom Leben. Deutscher Taschenbuch Verlag.
- Graumann, L., Walter, U. N. und Krapf, F. (2019). Regeneration: Jeden Tag erholt, ausgeschlafen und erfolgreich – für Alltag, Sport und High Performance. riva Verlag.
- Inchauspé, J. (2022). Der Glukose-Trick: Schluss mit Heißhunger, schlechter Haut und Stimmungstiefs – Wie man der Achterbahn des Blutzuckerspiegels entkommt. Wilhelm Heyne Verlag.
- Kieß, R. (2021). Die Hormon-Balance-Diät: Mein 7-Schritte-Programm zum Wohlfühlgewicht. ZS Verlag.
- Kieß, R. (2024). Hormon-Balance ab 40: Die 5 Schlüssel zu Energie, Wohlbefinden und Lebensfreude in den Wechseljahren. riva Verlag.
- Krämer, U. und Diepgen, T. (Hrsg.) (2008). Hautalterung: Grundlagen – Prävention – Therapie (2. Aufl.). Springer.

- Nestor, J. (2021). Breath – Atem: Neues Wissen über die vergessene Kunst des Atmens (M. Bayer, Trans.). Piper Verlag.
- Ott, U. und Epe, J. (2021). Gesund durch Atmen: Ein Neurowissenschaftler erklärt die Heilkraft der bewussten Yoga-Atmung. Droemer Knaur Verlag.
- Schleip, R., Findley, T. W., Chaitow, L. und Huijing, P. A. (Hrsg.) (2012). Fascia: The tensional network of the human body. Elsevier.
- Walker, M. (2018). Das große Buch vom Schlaf: Die enorme Bedeutung des Schlafs – beste Vorbeugung gegen Alzheimer, Krebs, Herzinfarkt und mehr. Goldmann Verlag.
- Wilson, J. L. (2011). Grundlos erschöpft? Nebennieren-Schwäche – das Stress-Syndrom des 21. Jahrhunderts. Was ist Cortisol-Mangel und wie können wir ihn heilen? Goldmann Verlag.

Anmerkungen und Quellen

- Eine wichtige Studie in diesem Zusammenhang ist diese: Alam, M., Walter, A. J., Geisler, A., Roongpisuthipong, W., Sikorski, G., Tung, R. und Poon, E. (2018, März). »Association of facial exercise with the appearance of aging«. JAMA Dermatology, 154(3), 365–367.
- Borchers, S. (2022). Der Yoga-Effekt: für die achtsame Vernetzung von Körper, Gehirn und Geist – Resilienter, gelassener und flexibler mit dem intelligenten Bewegungsprogramm [Taschenbuch]. Irisiana Verlag.
- Beispielsweise Helena Rubinstein, die ergänzend zur Gesichtspflege gezielte Massagehandgriffe empfahl.
- Danielle Collins oder Fumiko Takatsu sind wichtige Pionierinnen in diesem Bereich.
- Faszien sind Bindegewebsstrukturen, die unseren Körper netzartig durchziehen. Sie verbinden Haut, Muskeln und Fettgewebe und halten das Gesicht »an seinem Platz«.
- Dieses System umfasst das Zusammenspiel von Muskeln mit den sie umhüllenden Bindegeweben wie Faszien und Bändern.
- Face-Yoga-Pionierinnen der nächsten Generation sind beispielsweise Niki Terlich oder Karin Velikonja.
- Siehe Anmerkung 1.
- Kollagen und Elastin sind sogenannte Stützproteine, die unserer Haut Spannkraft und Festigkeit verleihen. Während du Kollagen wie ein Gerüst unter deiner Haut verstehen kannst, sorgt das Elastin dafür, dass die Haut nach einer Bewegung in ihre ursprüngliche Position zurückfindet.
- Fetzner, A. (2018). Die Lymphe: Wächter über Gesundheit und Vitalität [Taschenbuch]. Crotona Verlag.
- Schleip, R. (2021). Lehrbuch Faszien: Grundlagen, Forschung, Behandlung [Gebundene Ausgabe]. Elsevier.
- Das SMAS verbindet die mimischen Muskeln mit der Haut. Es ist entscheidend für die Funktion unserer Mimik und wird in chirurgischen Eingriffen wie beispielsweise während Face Lifts behandelt.
- Eilert, D. (2021). Was dein Gesicht verrät: Wie wir unsere Mimik und verborgene Körpersignale entschlüsseln. Rowohlt.
- Neal, D. T. und Chartrand, T. L. (2011). »Embodied emotion perception: Amplifying and dampening facial feedback modulates emotion perception accuracy«. Emotion, 11(2), 316–320; Havas, D. A., Glenberg, A. M., Gutowski, K. A., Lucarelli, M. J. und Davidson, R. J. (2010). »Cosmetic use of botulinum toxin-A affects processing of emotional language«. Psychological Science, 21(7), 895–900.
- Die sogenannten Haltebänder sind feine Bindegewebsstrukturen, die unsere Gesichtshaut mit dem darunterliegenden Gewebe verbinden. Sie sorgen dafür, dass die Wangen oder der Bereich unter den Augen an Ort und Stelle gehalten werden. Werden sie schwächer, beginnt das Gesicht abzusinken.

- Ahn, K. M., Hong, K. H., Lee, J. S. und Shin, K. O. (2010). »A Study on Regulation of Sebum, Moisture, Elasticity and Edema in Face by Combination of Manual & Jade Massage«. The Journal of Cosmetological Science, 6(4), 337–346.
- Ott, U. und Epe, J. (2021). Gesund durch Atmen: Ein Neurowissenschaftler erklärt die Heilkraft der bewussten Yoga-Atmung. München: Droemer Knaur, S. 145.
- Graumann, L., Walter, U. N. und Krapf, F. (2019). Regeneration: Jeden Tag erholt, ausgeschlafen und erfolgreich. München: riva Verlag.
- Darwin, C. (1965). The expression of the emotions in man and animals (S. 366). University of Chicago Press. (Original work published 1872)
- Strack, F., Martin, L. L. und Stepper, S. (1988). »Inhibiting and facilitating conditions of the human smile: A nonobtrusive test of the facial feedback hypothesis«. Journal of Personality and Social Psychology, 54(5), 768–777. https://doi.org/10.1037/0022-3514.54.5.768
- Rabea Kieß, Tine Lange, Kerstin Eickes sind als Ansprechpartnerinnen zu nennen und haben teilweise publiziert.
- Choi, J. Y., Ha, N. G., Lee, W. J. und Boo, Y. C. (2025). »Synthetic and Natural Agents Targeting Advanced Glycation End-Products for Skin Anti-Aging: A Comprehensive Review of Experimental and Clinical Studies«. Antioxidants, 14(4), 498. https://doi.org/10.3390/antiox14040498
- Inchauspé, J. (2022). Der Glukose-Trick: Schluss mit Heißhunger, schlechter Haut und Stimmungstiefs – Wie man der Achterbahn des Blutzuckerspiegels entkommt. Wilhelm Heyne Verlag.
- Krämer, U. und Diepgen, T. (Hrsg.). (2008). Hautalterung: Grundlagen – Prävention – Therapie (2. Aufl.). Springer.
- Wilson, J. L. (2011). Grundlos erschöpft? Nebennieren-Schwäche – das Stress-Syndrom des 21. Jahrhunderts. Was ist Cortisol-Mangel und wie können wir ihn heilen? Goldmann Verlag.
- Nestor, J. (2021). Breath: Atem – Neues Wissen über die vergessene Kunst des Atmens. München: Piper.
- Clear, J. (2018). Die 1%-Methode – Minimale Veränderung, maximale Wirkung: Mit kleinen Gewohnheiten jedes Ziel erreichen. Goldmann Verlag.
- Triggerpunkte sind lokal umrissene, drucksensitive Punkte, die schmerzhaft sein können. Im Gesicht finden sie sich diese Punkte im Kopfwendemuskel, in der Wangenmuskulatur oder auch im Stirnmuskel.
- Siehe auch: Gerlach, U., Hunger, U. (2014): Lehrbuch und Atlas der myofaszialen Triggerpunkte, Band 1, Kopf, Nacken und Kiefer, ab S. 22.

Impressum

Bildnachweis S.18/19: Hautquerschnitt: shutterstock/mayrum; Gesichtsmuskulatur: shutterstock/By ORLY Design))
Fotos: © Rita Falk Photography

2. Auflage

in der Penguin Random House Verlagsgruppe GmbH, Neumarkter Straße 28, 81673 München
produktsicherheit@penguinrandomhouse.de
(Vorstehende Angaben sind zugleich Pflichtinformationen nach GPSR.)

Projektleitung: Inga Heckmann
Redaktion: Sabine R. Rasch
Umschlag: OH JA!, www.oh-ja.com
Umschlagmotiv: © Rita Falk Photography
Satz: OH JA! www.oh-ja.com
Reproduktion: Mohn Media Mohndruck GmbH, Gütersloh
Druck und Bindung: Pixartprinting, Lavis
Printed in Italy

FSC www.fsc.org MIX Papier | Fördert gute Waldnutzung FSC® C147178

Penguin Random House Verlagsgruppe FSC® N001967
ISBN 978-3-424-15504-4

www.irisiana-verlag.de